Surya A. R.
Reejamol M. K.
Aparna M. Nair.

Nanomateriais em periodontia

Surya A. R.
Reejamol M. K.
Aparna M. Nair.

Nanomateriais em periodontia

ScienciaScripts

Imprint

Any brand names and product names mentioned in this book are subject to trademark, brand or patent protection and are trademarks or registered trademarks of their respective holders. The use of brand names, product names, common names, trade names, product descriptions etc. even without a particular marking in this work is in no way to be construed to mean that such names may be regarded as unrestricted in respect of trademark and brand protection legislation and could thus be used by anyone.

Cover image: www.ingimage.com

This book is a translation from the original published under ISBN 978-620-7-80957-8.

Publisher:
Sciencia Scripts
is a trademark of
Dodo Books Indian Ocean Ltd. and OmniScriptum S.R.L publishing group

120 High Road, East Finchley, London, N2 9ED, United Kingdom
Str. Armeneasca 28/1, office 1, Chisinau MD-2012, Republic of Moldova, Europe
Printed at: see last page
ISBN: 978-620-8-10577-8

Índice

Capítulo 1 : INTRODUÇÃO

O prefixo "nano" refere-se a um prefixo grego que significa "anão" ou algo muito pequeno e representa a milésima milionésima parte de um metro (10-9 m). A nanociência é o estudo de estruturas e moléculas à escala dos nanómetros, entre 1 e 100 nm (**Figura 1**), e a tecnologia que a utiliza em aplicações práticas é designada por nanotecnologia.

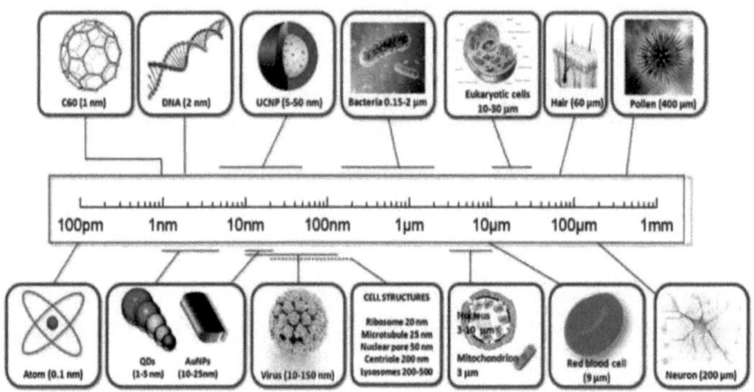

Figura 1: Comparação dos tamanhos dos nanomateriais[1]

A Organização Internacional de Normalização (ISO) define nanopartículas como nano-objectos com todas as dimensões externas à nanoescala, em que os comprimentos dos eixos mais longo e mais curto do nano-objeto não diferem significativamente. Os nanomateriais são materiais com componentes inferiores a 100 nm em, pelo menos, uma dimensão, incluindo nanocontentores, nanofilmes, nanomembranas, nanoabrigos ou compósitos que sejam uma combinação destes. As nanopartículas têm as três dimensões externas à escala nanométrica e apresentam caraterísticas distintas do material a granel correspondente. A biomedicina tem a ganhar com a utilização de nanocarreadores. As vantagens das nanoestruturas são: maior estabilidade coloidal, melhor dispersibilidade e melhor reatividade superficial. A caraterística mais importante das nanopartículas continua a ser a sua capacidade de controlar a administração de fármacos, tais como pequenas moléculas, proteínas e ADN.

A nanotecnologia revolucionou todos os campos, desde os cuidados de saúde à engenharia, para além do tradicional, e a medicina dentária não é uma exceção. A velocidade a que os progressos científicos têm sido feitos introduziu a nanotecnologia na medicina dentária, desde os seus fundamentos teóricos até ao mundo atual[1] .

As várias nanopartículas utilizadas em medicina dentária são as seguintes[4] : Nanoporos, nanotubos, pontos quânticos, nano-cascas, dendrímeros, lipossomas, fulerenos, nanoesferas, nanofios, nanobelts, nanorings e nanocápsulas.

As nanotecnologias são constituídas por três tecnologias moleculares que se sobrepõem mutuamente e que se tornam cada vez mais potentes:

1.   Os materiais e dispositivos estruturados à escala nanométrica podem ser fabricados para diagnósticos avançados e biossensores, para a administração de medicamentos orientados e para medicamentos inteligentes.

2.   Medicina molecular através da genómica, da proteómica, da biótica artificial (robôs microbianos)

3.   Os sistemas de máquinas moleculares e os nanorrobôs médicos permitem o diagnóstico e o extermínio instantâneos de agentes patogénicos, bem como o aumento e a melhoria eficientes da função

fisiológica natural[2] .

Na medicina, está em curso uma vasta investigação sobre as melhores práticas e metodologias, incluindo a nefrologia, as doenças cardiovasculares, a terapia genética e a terapia do cancro. Os nanomateriais e as nanopartículas foram utilizados para diagnosticar, prevenir e tratar várias doenças. Estes compostos tornaram-se cada vez mais úteis na biomedicina e desempenham um papel significativo na medicina moderna, com aplicações em diversos domínios, como o diagnóstico, os sistemas de administração de medicamentos, as próteses e os implantes[3] .

REFERÊNCIAS:

1. Bayda S, Adeel M, Tuccinardi T, Cordani M, Rizzolio F. The history of nanoscience and nanotechnology: from chemical-physical applications to nanomedicine. Molecules. 2019 Dec 27;25(1):112.

2. Arora R, Kapoor H. Nanotechnology in dentistry-Hope or hype. OHDM. 2014 Dec;13(4):928-33.

3. Freitas RA. Capacidades básicas da nanomedicina, George Town TX:Landes Bioscience: 1999,p345-47

Capítulo 2: PERSPECTIVA HISTÓRICA E CLASSIFICAÇÃO

A utilização de nanopartículas começou logo no século IX para criar vasos brilhantes na Mesopotâmia.

- 1959 - Richard. P. Feyman, um nobre laureado que deu o conceito de nanotecnologia, numa palestra intitulada "Há muito espaço no fundo" e terminou a palestra concluindo "este é um desenvolvimento que penso que não pode ser evitado[1].

- 2000 - O Presidente Bill Clinton anuncia a Iniciativa Nacional de Nanotecnologia dos EUA (NNI)[2].

- 2001- Carlo Montemagno descreveu Nanomáquinas moleculares: motor molecular (rotor) com dispositivos de silício à escala nanométrica[3].

- 2002 - Cees Dekker et al fabricaram nanotubos de carbono funcionalizados com ADN[4]

- 2003 - Lei sobre a investigação e o desenvolvimento da nanotecnologia. Naomi Halas associada à (Desenvolvimento de nano-cascas de ouro)[5]

- 2004 - Andre Geim e Konstantin Novoselov (Descoberta do grafeno). Xu et al. (Descoberta dos pontos de carbono fluorescentes)[6]

- 2005 - James Tour et al descrevem um nanocarro com rodas de buckyball que giram[7]

- 2006 - Paul Rothemund descreveu o origami de ADN[8].

- 2007 - J. Fraser Stoddart máquinas moleculares artificiais: músculos activados pelo pH[9].

- 2008 - Osamu Shimomura, Martin Chalfie e Roger Y. Tsien

receberam o Prémio Nobel da Química pela descoberta e desenvolvimento da proteína verde fluorescente, GFP[10] .

- 2009 - Nadrian Seeman et al descrevem que as estruturas de ADN se dobram em cristais romboédricos 3D[11] .
- 2010 - Knoll et al descreveram a IBM - Desenvolvimento de uma litografia ultra-rápida para criar superfícies texturizadas em nanoescala 3D[12] .
- 2011 - Leonhard Grill et al descreveram o microscópio de tunelamento de varrimento (STM) descreve as propriedades electrónicas e mecânicas das moléculas individuais e das cadeias de polímeros). Jean-Pierre Sauvage, Sir J. Fraser Stoddart e Bernard L. Feringa[13] .
- 2016 - Jean-Pierre Sauvage, Sir J. Fraser Stoddart e Bernard L. Feringa receberam o Prémio Nobel da Química pela conceção e síntese de máquinas moleculares[14] .
- 2017 - Rainer Weiss, Barry C. Barish, Kip S. Thorne receberam o Prémio Nobel da Física 2017: Ondas gravitacionais[15]
- 2018 - Peterson et al criaram o mais pequeno tabuleiro de jogo do galo do mundo com ADN[16]
- 2018 - Oran et al descrevem o encolhimento de objectos à nanoescala[17]

<u>**CLASSIFICAÇÃO**</u>

A Comissão Europeia classificou os nanomateriais com base no tamanho, origem, configuração estrutural, diâmetro dos poros e toxicidade potencial em cinco categorias principais[18] . **A Figura 1** ilustra a forma como os nanomateriais podem ser divididos em cinco categorias, consoante o seu tamanho, local de origem, configuração estrutural, diâmetro dos poros e toxicidade potencial.

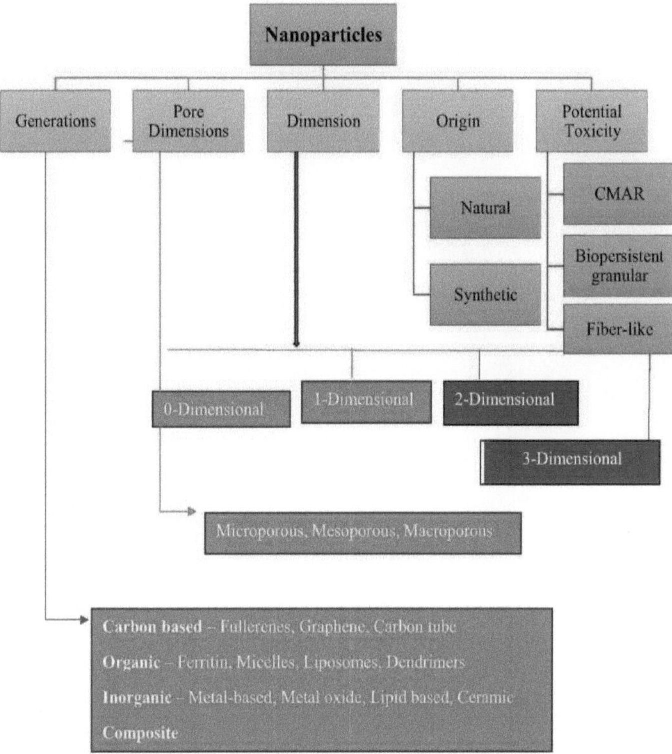

Figura 1: Classificação geral dosnanomateriais[18] .

<u>TIPOS</u>

Os tipos de nanopartículas são demonstrados na **Figura:2**

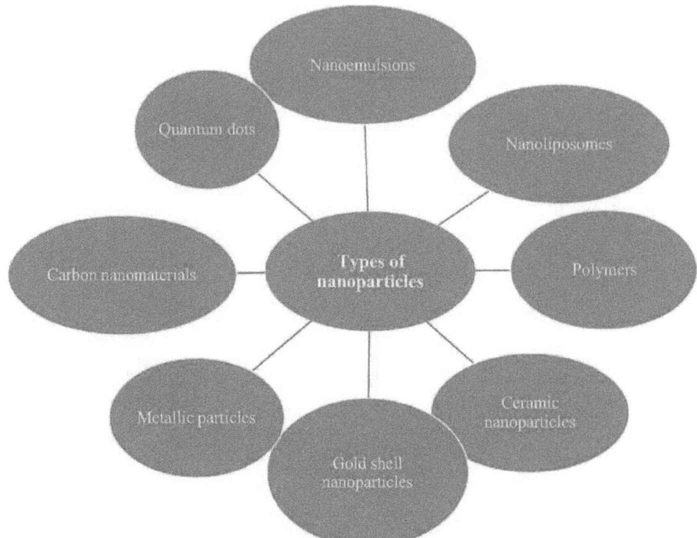

Figura 2: Tipos de nanopartículas[19]

REFERÊNCIAS:

1. Feynman, R.P. Há muito espaço no fundo. Eng. Sci. 1960, 23, 22-36

2. Lok C. Nanotecnologia: Pequenas maravilhas. Nature. 2010 Sep 2;467(7311).

3. Montemagno CD. Nanomáquinas: Um roteiro para concretizar a visão. Journal of Nanoparticle Research. 2001 Feb 1;3(1):1.

4. Williams KA, Veenhuizen PT, de la Torre BG, Eritja R, Dekker C. Nanotubos de carbono com reconhecimento de ADN. Nature. 2002 Dec 19;420(6917):761

5. Hirsch LR, Stafford RJ, Bankson JA, Sershen SR, Rivera B, Price RE, Hazle JD, Halas NJ, West JL. Terapia térmica de tumores por infravermelhos próximos, mediada por nano-cascas, sob orientação de ressonância magnética. Actas da Academia Nacional de Ciências. 2003 Nov 11;100(23):13549-54.

6. Novoselov KS, Geim AK, Morozov SV, Jiang DE, Zhang Y, Dubonos SV, Grigorieva IV, Firsov AA. Efeito de campo elétrico em películas de carbono atomicamente finas. science. 2004 Oct 22;306(5696):666-9.

7. Morin JF, Shirai Y, Tour JM. A caminho de um nanocarro motorizado. Organic letters. 2006 Abr 13;8(8):1713-6.

8. Rothemund PW. Dobrar o ADN para criar formas e padrões à nanoescala. Nature. 2006 Mar 16;440(7082):297-302.

9.   Du, G.; Moulin, E.; Jouault, N.; Buhler, E.; Giuseppone, N. Muscle-like Supramolecular Polymers: Movimento integrado de milhares de máquinas moleculares. Angew. Chem. 2012, 124, 12672-12676

10.   Sanders JK, Jackson SE. A descoberta e o desenvolvimento da proteína fluorescente verde, GFP. Chemical Society Reviews. 2009;38(10):2821-2.

11.   Zheng J, Birktoft JJ, Chen Y, Wang T, Sha R, Constantinou PE, Ginell SL, Mao C, Seeman NC. Do molecular ao macroscópico através da conceção racional de um cristal de ADN 3D auto-montado. Nature. 2009 Sep 3;461(7260):74-7.

12.   Knoll AW, Pires D, Coulembier O, Dubois P, Hedrick JL, Frommer J, Duerig U. Nanolitografia 3-D baseada em sonda utilizando polímeros de despolimerização auto-amplificados. Materiais Avançados. 2010 Aug 17;22(31):3361-5.

13.   Lafferentz L, Ample F, Yu H, Hecht S, Joachim C, Grill L. Conductance of a single conjugated polymer as a continuous function of its length. Science. 2009 Feb 27;323(5918):1193-7.

14.   Richards V. Máquinas moleculares. Natureza química. 2016 Dec;8(12):1090

15.   KANG G. Ondas gravitacionais e o Prémio Nobel da Física de 2017. Boletim da AAPPS. 2018 Feb 1;28(1).

16.   Petersen P, Tikhomirov G, Qian L. Reconfiguração autónoma

baseada na informação em sistemas de nanoestruturas de ADN em interação. Comunicações da natureza. 2018 Dez 18;9(1):5362.

17. Oran D, Rodriques SG, Gao R, Asano S, Skylar-Scott MA, Chen F, Tillberg PW, Marblestone AH, Boyden ES. 3D nanofabrication by volumetric deposition and controlled shrinkage of patterned scaffolds. Science. 2018 Dec 14;362(6420):1281-5.

18. Mekuye B, Abera B. Nanomaterials: Uma visão geral da síntese, classificação, caraterização e aplicações. Nano Select. 2023 Ago;4(8):486-501.

19. Kavoosi F, Modaresi F, Sanaei M, Rezaei Z. Aplicações médicas e dentárias dos nanomedicamentos. APMIS. 2018;126(10):795-803.

Capítulo 3: TÉCNICAS DE FABRICAÇÃO

Para cada aspeto, foram investigadas várias abordagens, como as abordagens top-down, bottoms-up, biomimética e funcional. Entre estas, as abordagens bottom-up e top-down são as práticas mais utilizadas para a construção de produtos de nanodentística, enquanto a abordagem biomimética ainda se encontra em fase de investigação **(Figura:1, Tabela: 1)**

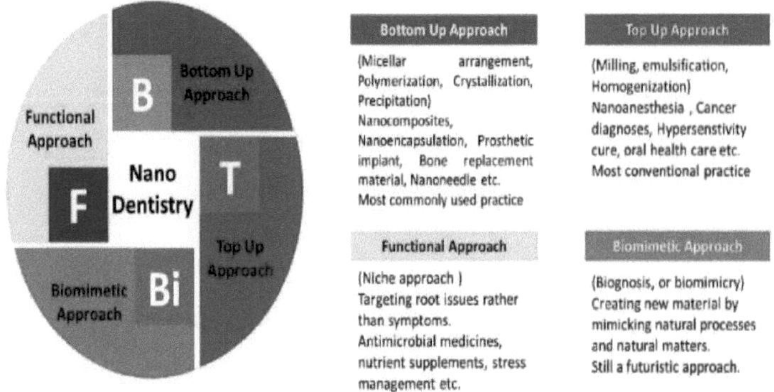

Figura 1: Várias abordagens de síntese implementadas em nanodentística[1]

Category	Method	Nanoparticles
Bottom - up	Sol-gel	Carbon, metal and metal oxide based
	Spinning	Organic polymers
	Chemical Vapour Deposition(CVD)	Carbon and metal based
	Pyrolysis	Carbon and metal oxide based
	Biosynthesis	Organic polymers and metal based
Top - down	Mechanical milling	Metal, oxide and polymer based
	Nanolithography	Metal based
	Laser ablation	Carbon based and metal oxide based
	Sputtering	Metal based
	Thermal decomposition	Carbon and metal oxide based

Tabela 1: Categorias das nanopartículas sintetizadas a partir dos diferentes métodos

Duas abordagens principais utilizadas em nanotecnologia:

- **Abordagem de cima para baixo**: De cima (maior) para baixo (mais pequeno). Estes procuram criar dispositivos mais pequenos utilizando dispositivos maiores para orientar a sua montagem. Os nano-objectos são construídos a partir de entidades maiores sem controlo a nível atómico[2] .

- **Abordagem de baixo para cima**: De baixo (mais pequeno) para cima (maior). Estes procuram começar com uma estrutura nanométrica (molécula) e criar um mecanismo maior do que a estrutura original. Os componentes são construídos a partir de componentes moleculares que se reúnem quimicamente através de princípios de reconhecimento molecular[3] .

O conceito geral de top down e bottom up e os diferentes métodos adoptados para sintetizar nanopartículas utilizando estas técnicas estão resumidos na **Figura 2, Tabela2.**

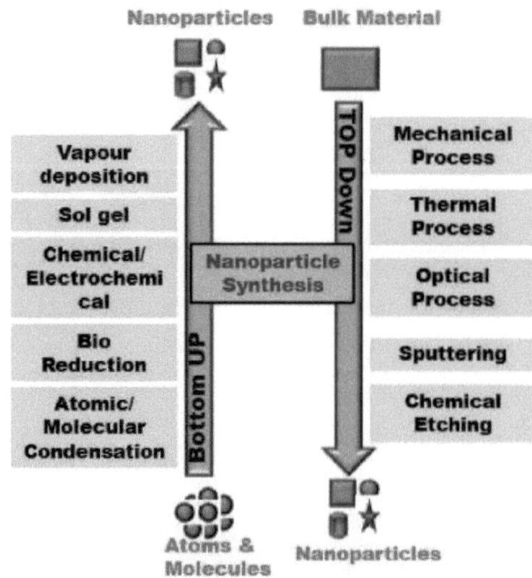

Figura 2: O conceito de tecnologia descendente e ascendente: diferentes métodos de síntese de nanopartículas[4] .

Bottom – up approaches	Top- down approaches
Local anesthesia	Nano – composites
Hypersensitivity cure	Nano – impression materials
Tooth repositioning	Nano – solutions
Nano- robotic dentifrice (dentifrobots)	Nano – encapsulation
Dental durability and cosmetics	Nano – needles
Orthodontic treatment	Bone substitutes
Nano – diagnostics (photosensitizers and carriers)	Implants
Nano – therapeutics / drug delivery	Surface disinfectant
Bionic mandible	Decay resistant tooth
Skin grafts	Salivary diagnostics

Tabela 2: Diferentes abordagens utilizadas em medicina dentária no fabrico de vários materiais

A nanodentística como abordagem ascendente

1. Anestesia local

Na era da nanodentistry, uma suspensão coliodal contendo milhões de robôs dentários micronizados analgésicos activos será instilada na gengiva do paciente. Depois de entrarem em contacto com a superfície da coroa ou da mucosa, os nanorrobôs ambulantes chegam à polpa através do sulco gengival, da lâmina própria e dos túbulos dentinários.

Uma vez instalados na polpa, os robots dentários analgésicos podem ser comandados pelo dentista para eliminar toda a sensibilidade num determinado dente que necessite de tratamento. Após a conclusão dos procedimentos orais, o dentista ordena aos nanorrobôs que restaurem todas as sensações, que abandonem o controlo do tráfego nervoso e que saiam do dente por vias semelhantes às utilizadas para a entrada.

Ao administrar anestesia local, a solução nanotecnológica pode ser utilizada para administrar anestesia sem dor. Este método funciona através do preenchimento da gengiva do doente com robôs dentários analgésicos de dimensão micrónica. Os nanorrobôs atingiriam a dentina e deslocar-se-iam em direção à polpa e, uma vez atingida a polpa, os nanorrobôs bloqueariam todas as sensações no dente[5] .

2. Cura da hipersensibilidade

A hipersensibilidade dentinária pode ser causada por alterações na pressão transmitida hidrodinamicamente à polpa, o que se baseia no facto de os dentes hipersensíveis terem uma densidade superficial de túbulos dentinários 8 vezes superior e túbulos com diâmetros duas vezes maiores do que os dentes não sensíveis. Os nanorrobôs dentários poderiam ocluir de forma selectiva e precisa túbulos selecionados em minutos, utilizando materiais biológicos nativos, oferecendo aos pacientes uma cura rápida e permanente[6] .

3. Dentifrício nanorobótico [dentifrobots]

O dentifrício nanorrobótico, que se encontra na suboclusão e é administrado através de elixir bucal ou pasta de dentes, poderia patrulhar todas as superfícies supragengivais e subgengivais pelo menos uma vez por dia. Estes nanorrobôs metabolizariam a matéria orgânica retida em vapores inofensivos e inodoros, ao mesmo tempo que desbrariam continuamente o cálculo. Medindo entre 1-10 microns, estes dentifrobots invisivelmente pequenos rastejariam a uma velocidade de 1-10 microns por segundo. Seriam dispositivos baratos, puramente mecânicos, concebidos para se desactivarem em segurança se fossem engolidos, programados com um protocolo rigoroso para evitar a oclusão.

4. Durabilidade e cosmética dentária

A durabilidade e o aspeto dos dentes podem ser melhorados através da substituição das camadas superiores de esmalte por safira pura e diamante, que podem ser mais resistentes à fratura como compósitos nanoestruturados, possivelmente incluindo nanotubos de carbono incorporados[7].

5. Tratamento ortodôntico

Os nanorrobôs ortodônticos podem manipular diretamente os tecidos periodontais, permitindo o endireitamento, a rotação e o reposicionamento vertical dos dentes, de forma rápida e indolor, em minutos ou horas. Para o tratamento ortodôntico, os brackets podem ser revestidos com nanopartículas de CuO (óxido de cobre) e ZnO (óxido de zinco) para inibir o crescimento de S. mutans[8].

6. Fotossensibilizadores e transportadores

Os pontos quânticos podem ser utilizados como fotossensibilizadores e transportadores. Podem ligar-se ao anticorpo presente na superfície da célula-alvo e, quando estimulados por luz UV, podem dar origem a espécies reactivas de oxigénio, sendo assim letais para a célula-alvo[9].

7. Diagnóstico do cancro oral

O cancro oral é o quarto tumor mais comum, constituindo uma ameaça para a saúde oral e apresentando uma elevada taxa de mortalidade e de repetição, o que constitui a questão mais preocupante para os profissionais de medicina oral. A biópsia de tecido, anteriormente o padrão de ouro para o diagnóstico do cancro oral, está a tornar-se incapaz de satisfazer as exigências da análise e da terapia actuais. O seu carácter intrusivo causa desconforto aos doentes e pode levar à disseminação das células tumorais. Uma monitorização rigorosa e precoce permite a descoberta, a análise e o tratamento precoces, bem como evitar o incómodo de operações menores devido a um desfasamento entre a biópsia pós-operatória e o procedimento cirúrgico. A tecnologia de nanomonitorização demonstrou ser altamente eficiente, sensível e rápida na deteção de ADN associado ao cancro ou a lesões orais como uma nova estratégia de monitorização complementar não invasiva[10] .

8. Tratamento do cancro oral

Os dendrímeros são polímeros sintéticos com a capacidade de transportar simultaneamente uma molécula para a remoção de células cancerígenas na cavidade oral e outra molécula para diagnóstico.

Nanomateriais para braquiterapia

BrachySil™ (Sivida, Austrália) fornece 32P, ensaio clínico

Administração de medicamentos através da barreira hemato-encefálica / Tratamento mais eficaz de tumores cerebrais, Alzheimer e Parkinson em desenvolvimento Nanovectores para terapia genética

Sistemas de entrega de genes não virais[11]

A nanodentística como abordagem top-down

1. Nanocompósitos

Tamanhos de partículas de carga de 0,1-100 nm, que são difíceis de molhar com resina, mas são mais adequadas do que as partículas grandes para a obtenção de uma boa estética, polimento e resistência à abrasão. Em comparação com as cargas tradicionais, as nano cargas têm menor retração de polimerização e melhores propriedades mecânicas, como dureza, resistência à tração, resistência à compressão e resistência à fratura.

A resina à base de Ormocer é um exemplo de um compósito de resina nanohíbrida recentemente desenvolvido. O desempenho clínico (avaliado utilizando critérios USPHS ligeiramente modificados) destes compósitos de resina em cavidades de Classe II foi considerado satisfatório após 4 anos de avaliação, e o desempenho não variou com o tipo de material adesivo utilizado.

A Nanoproducts Corporation fabricou com êxito nanopartículas discretas não aglomeradas que são distribuídas homogeneamente em resinas ou revestimentos para produzir nanocompósitos. O nanocarregador utilizado inclui um pó de aluminossilicato com um tamanho médio de partícula de 80 nm e uma relação 1:4 M de alumina para sílica e um índice de refração de 1,508.

Após a aplicação de um adesivo autocondicionante, **_Deshmuch e Nandlal, em 2012[12]_** , compararam a resistência ao cisalhamento dos compósitos tradicionais com a dos nanocompósitos em dentina saudável e cariada, e concluíram que estes últimos ofereciam uma maior resistência à adesão.

São utilizados 2 tipos de NPs para fabricar compósitos dentários de nanoenchimento[13] :

1. Partículas nanoméricas

2. Os nanoclusters são a forma de nanopartículas utilizadas para fabricar compósitos de nanoenchimento. Nanocompósito com NPs de alumina -

Haik et al.,2009[14] descobriram que a adição de NPs de alumina a um nanocompósito aumenta a sua dureza em comparação com outros nanocompósitos. É utilizada uma tocha de plasma de baixa potência para fabricar NPs de alumina.

Zhu J et al.,2011[15] fizeram um trabalho em que efetivamente funcionalizaram NPs de alumina por um surfactante de silano bifuncional usando uma abordagem simples.

2. Nano materiais de impressão

Os nanocarregadores são integrados em vinilpolissiloxanos, produzindo uma adição única de materiais de impressão de siloxano. O material tem propriedades hidrofílicas e uma precisão de pormenor melhorada. Verificou-se que a adição de nanocargas em polissiloxanos de vinilo melhorava as propriedades hidrofílicas, o fluxo e a precisão dos materiais de moldagem de siloxano quando comparados com os polissiloxanos de vinilo tradicionais. Por conseguinte, os nanoenchimentos podem ser integrados em polissiloxanos de vinilo convencionais para melhorar as suas propriedades e produzir menos espaços vazios, melhor moldagem de modelos e precisão avançada.

O Nanotech elite H-D plus (Zhermack Itália) é um exemplo de um material de impressão disponível no mercado. Este material tem várias vantagens, incluindo uma elevada resistência ao rasgamento, maior fluidez, resistência à distorção, propriedades hidrofílicas e resistência ao calor e ao encaixe, reduzindo assim os erros causados por micromovimentos[16].

3. **Nano - soluções**

As Nanosolutions produzem nanopartículas únicas e dispersáveis, que podem ser adicionadas a solventes, tintas e polímeros nos quais se dispersam homogeneamente. Tem uma maior força de ligação à dentina e um melhor desempenho.

Não requerem agitação do frasco, uma vez que as nanopartículas são homogéneas, estáveis e não se aglomeram. Está disponível sob a designação comercial de Adper single bond plus.

A Nanosolutions pode produzir nanopartículas únicas e dispersáveis, que podem ser adicionadas a diferentes solventes, tintas e polímeros, nos quais são dispersas de forma homogénea. A nanotecnologia em agentes de ligação garante homogeneidade e que o adesivo é perfeitamente misturado[17] .

4. Nanoencapsulamento

O SWRI [South West Research Institute] desenvolveu sistemas de libertação orientada que englobam nanocápsulas, incluindo novas vacinas, antibióticos e administração de medicamentos com efeitos secundários reduzidos. Atualmente, a Universidade de Osaka, no Japão, desenvolveu em 2003 um sistema de libertação orientada de genes e medicamentos para o fígado humano. As partículas L do envelope do vírus da hepatite B foram modificadas para formar nanopartículas ocas com um péptido indispensável para a entrada específica do vírus no fígado humano. Futuras nanopartículas especializadas poderão ser projectadas para atingir tecidos orais, incluindo células derivadas do periodonto[18] .

5. Nanoneedles

As nanoneedles são agulhas de aço inoxidável nanométricas, que tornarão possível a cirurgia celular num futuro próximo. As nanoneedles são comercializadas sob a designação comercial de agulhas SandvikBioline, RK 91 TM (AB Sandvik, Sandviken, Suécia). As nanoneedles podem ser utilizadas para fornecer moléculas como ácidos nucleicos, proteínas ou outros produtos químicos ao núcleo, ou podem mesmo ser utilizadas para efetuar cirurgia celular[19] .

6. Substitutos ósseos

Os nanotubos de roseta e os nanocompósitos de hidrogel de hidroapatite nanocristalina podem ser utilizados como osso melhorado. Os nanotubos de roseta helicoidal (HRN) são formados pela imobilização química de dois pares de bases de ADN, criando um novo tipo de nanomaterial macio que biomimiza o componente nanoestrutural natural do osso. Têm 3,5 nm de diâmetro e são auto-montados. A apatite hidroxilada nanocristalina de 2% e 10% de peso foi bem dispersa em nanotubos de roseta helicoidal. A hidroxiapatite estimulada mostrou nucleação e mineralização ao longo do seu eixo principal de uma forma semelhante ao padrão de montagem da hidroxiapatite/colagénio no osso natural.

7. Desinfetante de superfícies

A eficácia das nanopartículas na desinfeção dos canais radiculares ganhou popularidade recentemente. As nanopartículas avaliadas em endodontia incluem o quitosano, o óxido de zinco e a prata. A eficácia das nanopartículas de quitosano e de óxido de zinco contra o Enterococcus fecalis foi atribuída à sua capacidade de destruir a parede celular. Além disso, estas nanopartículas também podem desintegrar os biofilmes no interior do sistema de canais radiculares. As nanopartículas de prata estão a ser avaliadas para utilização como agentes desinfectantes dos canais radiculares. Foi demonstrado que o gel de nanopartículas de prata a 0,02% é capaz de matar e desintegrar o biofilme de Enterococcus faecalis[20] .

REFERÊNCIAS:

1. Sreenivasalu PK, Dora CP, Swami R, Jasthi VC, Shiroorkar PN, Nagaraja S, Asdaq SM, Anwer MK. Nanomaterials in dentistry: current applications and future scope (Nanomateriais em

medicina dentária: aplicações actuais e âmbito futuro). Nanomaterials. 2022 May 14;12(10):1676.

2. Singh M, Manikandan S, Kumaraguru AK. Nanoparticles: a new technology with wide applications. Jornal de Investigação de Nanociência e Nanotecnologia. 2011;1(1):1-1.

3. Drexler KE. Nanosystems: molecular machinery, manufacturing, and computation. John Wiley & Sons, Inc.; 1992 Nov 1.

4. Whitesides GM, Love JC. A arte de construir pequeno. Scientific American. 2001 Sep 1;285(3):38-47.

5. Bhardwaj A, Bhardwaj A, Misuriya A, Maroli S, Manjula S, Singh AK. Nanotecnologia em medicina dentária: Presente e futuro. Jornal de saúde oral internacional: JIOH. 2014 Feb;6(1):121.

6. Sasalawad SS, Sathyajith NN, Shashibhushan KK, Poornima P, Hugar SM, Roshan NM. "Nanodentistry" - A próxima grande coisa é pequena. Jornal Internacional de Revisões Médicas e Dentárias Contemporâneas. 2014;2014.

7. Wang L, Hu C, Shao L. A atividade antimicrobiana das nanopartículas: situação atual e perspectivas para o futuro. Revista internacional de nanomedicina. 2017 Feb 14:1227-49.

8. Pokrowiecki R, Palka K, Mielczarek A. Nanomaterials in dentistry: a cornerstone or a black box? Nanomedicine. 2018 Mar 1;13(6):639-67.

9. Schmalz G, Hickel R, van Landuyt KL, Reichl FX. Nanopartículas em medicina dentária. Dental Materials. 2017 Nov 1;33(11):1298-314

10.   Xu, X.; Ray, R.; Gu, Y.; Ploehn, H.J.; Gearheart, L.; Raker, K.;
Scrivens, W. A Electrophoretic Analysis and Purification of
Fluorescent Single-Walled Carbon Nanotube Fragments
[Análise electroforética e purificação de fragmentos
fluorescentes de nanotubos de carbono de parede única]. J. Am.
Chem. Soc. 2004, 126, 12736-12737

11.   Chandki R, Kala M, Kumar KN, Brigit B, Banthia P, Banthia R.
Nanodentistry: Explorando a beleza da miniatura. J Clin Exp
Dent 2012;4(2):e119-24.

12.   Deshmukh S, Nandlal B. Avaliação da resistência ao
cisalhamento do nanocompósito em dentina decídua cariada e sã.
Int J Clin Pediatr Dent.2012;5(1):25-8

13.   FB de restauração. 3M ESPE. Perfil técnico do produto.

14.   Al-Haik M, Hanson C, Luhrs C, Tehrani M, Phillips J,
Miltenberger S. Mechanical performance of dental fillers based
on alumina nanoparticles (Desempenho mecânico de cargas
dentárias baseadas em nanopartículas de alumina).
InProceedings of the SEM Annual Conference and Exposition on
Experimental and Applied Mechanics 2009.

15.   Zhu J, Wei S, Zhang L, Mao Y, Ryu J, Haldolaarachchige N,
Young DP, Guo Z. Propriedades eléctricas e dieléctricas de
nanocompósitos de polianilina-Al2O3 derivados de várias
nanoestruturas de Al2O3. Journal of Materials Chemistry.
2011;21(11):3952-9.

16.   Jhaveri HM, Balaji PR. Nanotecnologia: O futuro da medicina

dentária. O Jornal da Sociedade Indiana de Dentisteria Protética. 2005 Jan 1;5(1):15-7.

17. Kim JS, Cho BH, Lee IB, Um CM, Lim BS, Oh MH, Chang CG, Son HH. Effect of the hydrophilic nanofiller loading on the mechanical properties and the microtensile bond strength of an ethanol-based one- bottle dentin adhesive. Journal of Biomedical Materials Research Part B: Applied Biomaterials: An Official Journal of The Society for Biomaterials, The Japanese Society for Biomaterials, The Australian Society for Biomaterials and the Korean Society for Biomaterials. 2005 Feb 15;72(2):284-91.

18. Beherei HH, El-Magharby A, Abdel-Aal MS. Preparação e caraterização de novos compósitos nano-cerâmicos antibacterianos para enxertos ósseos. Der Pharma Chemica. 2011;3(6):10-27.

19. Zhang L, Ramsaywack S, Fenniri H, Webster TJ. Enhanced osteoblast adhesion on self-assembled nanostructured hydrogel scaffolds. Tissue Engineering Part A. 2008 Aug 1;14(8):1353-64.

20. Thenappan P, Rajaram V, Ramakrishnan T, Burnicenalinakumari C, Mahendra J. Nanotecnologia em periodontia: uma visão geral. MedicoLegal Updat. 2020; 20:2272-7.

Capítulo 4: PROPRIEDADES DOS NANOMATERIAIS

As propriedades dos nanomateriais foram apresentadas pela primeira vez por Michael Farady em 1857, durante a preparação de nanopartículas de ouro. As nanopartículas, devido à sua área de superfície, dimensões e efeitos quânticos, apresentam - maior rigidez, pelucidez, maior abrasão, estabilidade, resistência ao fogo e penetrabilidade de gases.

As nanopartículas têm propriedades especiais, incluindo

- Magnético,
- Ótica,
- Química,
- Propriedades electro-ópticas, que diferem das de moléculas individuais ou de espécies em massa.
- As nanopartículas têm uma área de superfície maior por unidade de massa do que as partículas maiores

Outra propriedade notável dos nanomateriais é a sua capacidade de auto-montagem - formam arranjos abundantes na ausência de terceiros[1]

.

Auto-montagem:

A auto-montagem é uma caraterística importante dos materiais nanoestruturados. Trata-se de uma organização autónoma de componentes em padrões ou estruturas sem intervenção humana. Todo o processo pode ser manipulado e facilitado através da definição correta das condições. A auto-montagem pode ser classificada em:

1. estático e

2. processos dinâmicos.

Os materiais mais utilizados na auto-montagem são os polielectrólitos, os polielectrólitos catiónicos e os polielectrólitos aniónicos. As forças motrizes mais universais para o estabelecimento da auto-montagem são as interações electrostáticas atractivas entre cargas positivas e negativas[2] .

<u>MATERIAIS UTILIZADOS EM NANO-DENTISTERIA</u>

As diferentes formas de utilização de nanomateriais em nanodentística são ilustradas na **Figura 1** e no **Quadro 1**

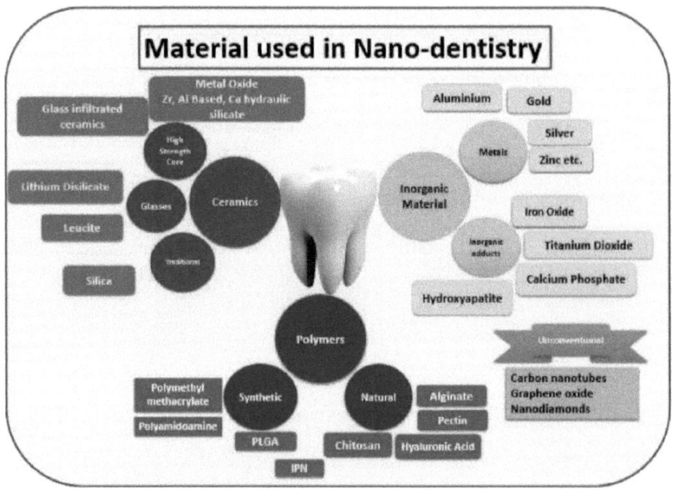

Figura 1: Ilustração diagramática para fornecer as classes básicas de materiais utilizados em medicina dentária[3]

<u>**APLICAÇÕES DE NANOPARTÍCULAS EM MEDICINA DENTÁRIA**</u>

Antimicrobial nanoparticles	Therapeutic nanodevices
Chitosan	Nanopores
Copper based nanoparticle-metal nanoparticle	Dendrimers
Zinc based nanoparticle-metal nanoparticle	Nanotubes
Silver nanoparticle-metal nanoparticle	Nanoshells
Titanium oxide-metal nanoparticle	Quantum dots

Tabela 1: As aplicações das nanopartículas em medicina dentária

<u>**REFERÊNCIAS:**</u>

1. Mudda, D.A., Wagh, D.P., Patil, D.A., Patel, D., & Bhargavi, D. Small Things Have a Big Impact-Nanotechnology in Periodontics. 2017

2. Whitesides GM, Grzybowski B. Self-assembly at all scales. Science. 2002 Mar 29;295(5564):2418-21.

3. Mercado N, Bhatt P, Sutariya V, Florez FL, Pathak YV. Aplicação de nanopartículas no tratamento da periodontite: Preclinical and clinical overview. Modificação da superfície de nanopartículas para entrega de medicamentos direcionados. 2019:467-80.

Capítulo 5: APLICAÇÕES CLÍNICAS DE NANOPARTICULAS EM DENTISTRIA BASEADAS EM EVIDÊNCIAS

AUTHOR AND YEAR	TYPE OF STUDY	RESULT
Kishan et al 2008[1]	Basic research	This study showed that the incorporation of nanoparticulates did not alter the flow characteristics of sealer but improved the direct antibacterial property and the ability to leach out antibacterial components. There was a significant reduction in the adherence of Enterococcus faecalis to nanoparticulates-treated dentin
Protopapa et al 2011[2]	Comparati-ve study	The aim of this study was to investigate the possible reinforcement of Nanodiamonds (ND) in a PMMA resin for fixed interim restorations. The fracture toughness, impact strength and the dynamic thermomechanical properties of aseries of PMMA-ND nanocomposites with different amounts of ND were evaluated. Itis found that reinforcing PMMA with ND nanoparticles - especially at low concentrations increase the overall performance of fixed interim prostheses

Mohamed, 2012[3]	Basic research	The study concluded that the incorporation of silver nitrate and silver nanoparticles (AgNPs) significantly reduced the adhesion of C. albicans to the acrylic resin surface, suggesting that AgNPs-combined denture base materials may be a potential approach to prevent denture stomatitis
Wu et al, 2014[4]	Basic research	The findings from this study suggested that the antibiofilm efficacy of AgNPs depends on the mode of application. AgNPs as a medicament and not as an irrigant showed potential toeliminate residual bacterial biofilms during root canal disinfection.

Ruan and Moradian-Oldak et al; 2014[5]	Basic research	This study developed an amelogenin chitosan hydrogelfor enamel reconstruction to prevent the development of tooth decay and promote enamel restoration
Hanafy et al, 2018[6]	Basic research	The present study focused on the assessment of the role of two commonly used biomaterials namely; mineral trioxide aggregate (MTA) and nano hydroxy-apatite as promoters of odontogenic differentiation of dental pulp stem cells (DPSCs). It is found that nano hydroxyapatite was found to have a higher promoting effect.
Gracco et al 2019[7]	Comparati-vestudy	In this study, coatings incorporating nanoparticles of molybdenum and tungsten disulfide (MoS2 and WS2)—known for their lubricating properties—are applied to orthodontic stainless-steel wires to verify if there is an improvement in terms of tribological properties during the sliding of the wire along the bracket. Analyses carried out on the samples show acceptable coatings incorporating MoS2 and WS2 and a resistance of coatings after a minimum bending.
Porter et al; 2020[8]	Clinical study	In this study have added silver nanoparticles to glass-ionomer cements (GIC) as an anti-biofilm agent. Several commercial GICs were modified by addition of 6, 10 and 24 g per GIC capsule of -lipoic acid-capped AgNPs. AgNP-modified GICs showed significant antibiofilm activity and retained mechanical

		properties equivalent or superior to non-modified GICs
Fernandez et al;2021[9]	Basic research	This study described that AgNP treatment showed a decreased demineralization in patients undergoing orthodontic treatmentand an antibacterial activity against E. coli, L. casei, S. aureus, S. mutans

REFERÊNCIAS:

1. Kishen A, Shi Z, Shrestha A, Neoh KG. Uma investigação sobre a eficácia antibacteriana e antibiofilme de nanopartículas catiónicas para a desinfeção de canais radiculares.J Endod. 2008;34(12):1515-1520.

2. Protopapa P, Kontonasaki E, Bikiaris D, Paraskevopoulos KM, Koidis P. Reforço de uma resina PMMA para próteses provisórias fixas com nanodiamantes. Revista de materiais dentários. 2011;30(2):222-31.

3. Hamouda IM. Perspectivas actuais das nanopartículas em biomateriais médicos e dentários. Journal of biomedical research. 2012 May 1;26(3):143-51.

4. Wu D, Fan W, Kishen A, Gutmann JL, Fan B. Avaliação da eficácia antibacteriana das nanopartículas de prata contra o biofilme de Enterococcus faecalis. Jornal de endodontia. 2014 Feb 1;40(2):285-90.

5. Ruan Q, Moradian-Oldak J. Desenvolvimento de um hidrogel de amelogenina-quitosano para o crescimento in vitro do esmalte com uma interface densa. JoVE (Journal of Visualized Experiments). 2014 Jul 10(89):e51606.

6. Hanafy AK, Shinaishin SF, Eldeen GN, Aly RM. O agregado de nano hidroxiapatita e trióxido mineral promove eficazmente a diferenciação odontogénica das células estaminais da polpa dentária. Acesso aberto Maced J Med Sci. 2018 Sep 25; 6 (9): 1727-1731

7. Gracco A, Dandrea M, Deflorian F, Zanella C, De Stefani A,

Bruno G, Stellini E. Aplicação de um revestimento de bissulfureto de molibdénio e tungsténio para melhorar as propriedades tribológicas dos fios ortodônticos. Nanomaterials. 2019 May 16;9(5):753.

8. Porter GC, Tompkins GR, Schwass DR, Li KC, Waddell JN, Meledandri CJ. Atividade anti-biofilme dos cimentos de ionómero de vidro contendo nanopartículas de prata. Materiais Dentários. 2020 Ago 1;36(8):1096-107.

9. Fernandez CC, Sokolonski AR, Fonseca MS, Stanisic D, Araújo DB, Azevedo V, Portela RD, Tasic L. Aplicações de Nanopartículas de Prata em Odontologia: Avanços e Inovação Tecnológica. Int J Mol Sci.

2021 Mar 2;22(5):2485

Capítulo 6 : APLICAÇÃO DOS NANOMATERIAIS NO DIAGNÓSTICO PERIODONTAL

Nanodiagnóstico

Ao longo dos anos, foram concebidas e implementadas muitas estratégias para o diagnóstico de doenças dentárias, incluindo a doença periodontal. A maioria delas sofre de problemas de acessibilidade, daí a necessidade de esforços concertados para melhorar as ferramentas e técnicas de diagnóstico. O nanodiagnóstico é um fenómeno que envolve a utilização de avanços nanotecnológicos para fins de diagnóstico clínico e molecular.

O nanodiagnóstico reduziria significativamente o tempo de espera pelos resultados após a realização de um teste. A tecnologia ajudará na utilização de nanodispositivos para o diagnóstico precoce de doenças a nível molecular e celular. A possibilidade de utilizar a tecnologia de QDs nanométricos baseada na fluorescência imunológica deu aos investigadores a oportunidade de marcar com precisão bactérias patogénicas periodontais específicas, permitindo assim a sua identificação e remoção[1] .

Clark e Lyons, 1962[2] introduziram os biossensores.

Touhami, em 2014[3] , descreveu os biossensores como "um dispositivo analítico que incorpora um elemento biologicamente ativo com um transdutor físico adequado para gerar um sinal mensurável proporcional à concentração de espécies químicas em qualquer tipo de amostra".

Pontos quânticos (QDs)

Os QDs estão entre as nanoestruturas mais promissoras para aplicações de diagnóstico. Trata-se de um novo material que promete uma transformação fundamental nas técnicas de rotulagem médica. Os QDs são minúsculos nanocristais semicondutores estáveis, não tóxicos e que brilham intensamente quando estimulados por luz ultravioleta. A sua forte propriedade de absorção da luz permite a sua utilização como marcadores fluorescentes de biomoléculas.

Os pontos quânticos (QDs), associados à imunofluorescência, ajudam a marcar com precisão agentes patogénicos periodontais específicos, contribuindo para um diagnóstico claro das doenças periodontais[4] .

Kanaparthy et al, em 20115 , descreveram que os pontos quânticos são nanomateriais que brilham muito intensamente quando iluminados por luz ultravioleta. Podem ser revestidos com um material que faz com que os pontos se liguem especificamente à molécula a localizar. Os pontos quânticos ligam-se a proteínas exclusivas das células cancerígenas, trazendo literalmente os tumores à luz.

Bhardwaj A et al; 20146 concluíram que as suas funções vão para além das aplicações de diagnóstico, uma vez que também se verificou que desempenham o papel de fotossensibilizador e transportador. Os QDs podem ligar um anticorpo à célula-alvo após estimulação por luz UV e, consequentemente, produzir uma espécie reactiva de oxigénio que pode destruir as células-alvo. Os resultados demonstraram que a técnica pode ser utilizada para a resolução de uma única célula, tanto para a marcação in vivo como in vitro de micróbios. Assim, uma vez que microorganismos patogénicos específicos têm sido associados ao desenvolvimento da doença periodontal, as potencialidades tecnológicas dos nanomateriais, como as exibidas pelos QDs, podem permitir um diagnóstico claro da doença.

Wang et al; 20147 descreveram que os pontos quânticos de grafeno (GQD) contêm uma ou mais folhas dimensionais laterais de nanomateriais de carbono. O grafeno QD é adequado como transportador de fármacos, biossensores e para imagiologia celular devido à sua fotoestabilidade, baixa toxicidade e biocompatibilidade.

As outras funções dos QDs são a sua capacidade de serem incorporados em resinas dentárias para ajustar a cor de emissão da resina. Os QDs sem chumbo e sem cádmio são utilizados na terapia periodontal para melhorar a cicatrização dos tecidos periodontais inflamados.

- Cantiléveres à nanoescala

Os cantiléveres à escala nanométrica são feixes minúsculos que se assemelham a uma fila de pranchas de mergulho ou a microscópios de força atómica, fabricados através de técnicas litográficas de semicondutores. Os cantiléveres à nanoescala exercem a sua função através de deflexões nanomecânicas e são utilizados para a hibridação do ácido desoxirribonucleico (ADN) para monitorizar acontecimentos moleculares. Os nanobelts estruturalmente modificados encontram aplicação na tecnologia baseada em nanocantilever utilizada na microscopia de sonda de varrimento e em aplicações de sensores[8].

Jain et al, em 20038, descreveram que, quando os cantiléveres à escala nanométrica são revestidos com determinadas moléculas receptoras, podem ligar-se a substratos específicos de ADN, células bacterianas ou vírus, e o efeito global seria a deteção de moléculas únicas (ADN ou proteínas), bactérias ou vírus patogénicos específicos.

Fortina et al., 20059, num estudo, descreveram que os cantiléveres à escala nanométrica podem analisar a amostra e produzir hibridação com o ADN de cadeia simples quando a sequência visada é determinada, o que é uma caraterística importante dos cantiléveres que pode permitir análises múltiplas.

Saxl em 2011[10] demonstrou que os cantiléveres à nanoescala são desenvolvidos como uma divisão integral de ferramentas de diagnóstico maiores que podem proporcionar uma deteção sensível e rápida de moléculas associadas à inflamação e ao cancro, das quais a doença periodontal poderia ser um alvo importante. Através dos cantilevers, é possível detetar doenças como a periodontite e compreender o mecanismo da doença e a sua potencial cura.

Kiparissides et al; 2015[11] provaram que os nanocantilevers têm sido utilizados para detetar uma variedade de biomarcadores (por exemplo, antigénio específico da próstata, factores angiogénicos, etc.). Apresentam vantagens significativas em relação a outras tecnologias de diagnóstico de base molecular devido à sua sensibilidade e capacidade de integração microfluídica. O potencial inovador da tecnologia de nanocantilever é a capacidade de detetar um grande número de proteínas ao mesmo tempo, em tempo real.

- Nanopartículas de ouro

As nanopartículas de ouro representam novos instrumentos de diagnóstico para as investigações no domínio dos cuidados de saúde. São fabricadas a partir de finas camadas de ouro ou de minúsculas esferas de ouro, apresentando uma elevada sensibilidade de deteção de vários alvos. Quando revestidas com invólucros de prata, as nanopartículas de ouro apresentam fortes propriedades de dispersão da luz, aumentando a sua capacidade de deteção.

Estes materiais de diagnóstico vitais facilitam a análise rápida, direta e economicamente viável de amostras de sangue total. Possuem várias propriedades físicas que as tornam adequadas para aplicações médicas. A utilidade das nanopartículas de ouro estende-se do diagnóstico à administração de medicamentos para a terapia de doenças.

O diagnóstico precoce da doença periodontal é essencial para iniciar uma terapia adequada e evitar a sua progressão para uma forma avançada da doença. As caraterísticas ópticas essenciais e únicas das nanopartículas de ouro tornam-nas num elemento-chave para o diagnóstico precoce e rápido da doença periodontal[12]

Author and year	Type of nanoparticle	Objective	Outcome
Carlos et al 2015[13]	Gold	To detect specific targets due to their high surface- to-volume ratios	Exhibited higher selectivity as compared to to conventional approaches.
Regiel-Futyra et al 2015[14]	Chitosan with Gold nanoparticles	To assess the antibacterial property and cytotoxicity of nanocomposite	Exhibited antimicrobial action without cytotoxicity
Li et al 2016[15]	Gold	To investigate the effect of four sizes of AuNPs on the proliferation of human periodontal ligament cells (hPDLCs) after coculturing them with human periodontal ligament cells (hPDLCs) at six different concentrations.	AuNPs is useful in periodontal tissue engineering

		To study the inhibitory effect of Gold nanoparticles on pathogenic growth, biofilm formation and invasion.	Gold nanoparticles can also inhibit microorganisms by impairing biofilm formation and invasion along with controlling cell growth
Yu et al 2016[16]	Gold		
Zhang et al 2017[17]	Gold	To investigate the effects of various diameters of AuNPs on the osteogenic differentiation of Periodontal Ligament Progenitor Cells (PDLPs)and the underlying mechanisms.	Can be a promising material for periodontal bone regeneration.

Quadro 1: Aplicação de nanopartículas de ouro para biomateriais no domínio da periodontologia

- Nanotubos

Os nanotubos, como o nitreto de boro ou as barras de carbono, são muito pequenos e são utilizados como eléctrodos com sondas de ADN de cadeia simples para uma sensibilidade de deteção na gama de attomole e na hibridação do ADN ou proteína alvo. Também podem ser adaptados para analitos que não o ADN, por exemplo, através da ligação de enzimas para detetar o analito substrato. Os nanotubos oferecem vantagens interessantes que são relativas ou melhores do que as nanopartículas esféricas em algumas aplicações biotecnológicas e de diagnóstico. As superfícies interna e externa podem ser quimicamente funcionalizadas para reter fármacos, e os seus tubos abertos únicos podem tornar a superfície interna acessível e permitir a incorporação de certas moléculas activas no interior dos tubos com facilidade.

Os volumes internos dos tubos podem ser preenchidos com qualquer agente químico ou bioquímico adequado para entrega no local visado. Exemplos de nanotubos incluem nanotubos de carbono de fulereno, nanotubos de polímeros de organossilício, nanotubos de péptidos e nanotubos sintetizados em modelos.

Foram utilizadas muitas abordagens diferentes para fabricar micro e nanotubos, incluindo[19] :

- Auto-montagem molecular por aplicação precisa e controlada de forças intermoleculares;

- Nanotubos sintetizados em modelo - uma abordagem geral para a preparação de nanomateriais que implica a síntese ou deposição do material desejado nos poros cilíndricos e monodispersos de uma membrana de nanoporos ou de outros sólidos;

- Polimerização in-pore para a produção de nanotubos poliméricos;

- Deposição sem eletrólise para a produção de nanotubos metálicos;

- Química Sol-gel para fabricar nanotubos compostos por sílica e outros materiais inorgânicos

Kolhi & Martin 2003[19] indicaram que as estruturas de micro e nanotubos que se assemelham a pequenas palhinhas são alternativas e podem oferecer vantagens em relação às nanopartículas esféricas para algumas aplicações.

Finones et al 2005[20] descreveram que é possível fabricar matrizes de nanotubos de óxido de titânio alinhados verticalmente na superfície de substratos de titânio por anodização. Durante a imersão in vitro num fluido corporal simulado, o titanato de sódio à escala nanométrica pode induzir a nucleação e o crescimento de hidroxiapatite nanodimensionada. A cinética da formação de hidroxiapatite parece ser significativamente acelerada pela presença de tais nanoestruturas.

***Iftikhar et al em 2023*[21]** provaram que os nanotubos de carbono e as nanofibras têm sido amplamente utilizados em biossensores electroquímicos, que se tornaram uma fronteira interdisciplinar entre a ciência dos materiais e a deteção de doenças virais

* **Nanoporos**

Os nanoporos são estruturas minúsculas (à escala molecular) que têm uma grande sensibilidade e capacidade de deteção da conformação e localização de uma única molécula situada no lúmen do poro. Os nanofuros dos nanoporos podem permitir a passagem de ADN e tornar a sequenciação de ADN ainda mais eficiente. A alteração caraterística da condutância dos nanoporos permite aos investigadores elucidar eletricamente as vias cinéticas de uma única molécula, bem como quantificar facilmente o alvo. Foram feitos progressos significativos na ciência dos materiais e na nanotecnologia no sentido de conceber dispositivos nanoporosos com portas inteligentes[22] .

***Jain K K em 2005*[18]** descreveu que, através das inovações tecnológicas dos nanoporos, se tornou possível contar e/ou distinguir entre uma variedade de moléculas diferentes numa mistura complexa. A tecnologia pode permitir a diferenciação entre moléculas de ADN e ARN desconhecidas, hibridizadas ou não, que diferem apenas num único nucleótido. Esta tecnologia poderia ser aplicada no diagnóstico de doenças periodontais a nível molecular.

Qiu et al em 2021[23] demonstraram que as técnicas de nanoporos oferecem uma plataforma de baixo custo, isenta de etiquetas e de elevado rendimento que pode ser utilizada na biossensorização de moléculas únicas e, em particular, na sequenciação de ADN.

- **Nanorrobôs**

Os nanorrobôs dentários foram introduzidos pela primeira vez por Robert Freitas em 1994. Um nanorrobô pode ser definido como um objeto fabricado artificialmente capaz de se difundir livremente no corpo humano e interagir com uma célula específica a nível molecular. Estes robôs em miniatura são tão pequenos que podem ser introduzidos no corpo através do sistema vascular ou através de cateteres e, com orientação externa e monitorização pelo cirurgião, podem efetuar uma cirurgia intracelular precisa, o que não seria possível com a mão humana.

Os nanorrobôs são dispositivos microscópicos teóricos medidos à escala nanométrica. São também designados por nanites ou nanomáquinas, têm um diâmetro de 0,53 microns e componentes com dimensões entre 1-100 nm. Os nanorrobôs podem responder a determinados programas que permitem aos médicos efetuar procedimentos precisos a nível celular e molecular. Podem ser operados por dentistas através de sinais acústicos e/ou ondas electromagnéticas. O primeiro nanorrobô foi concebido para rastejar ou mergulhar através do tecido humano com precisão de navegação. Os nanorrobôs podem ser utilizados em várias áreas da medicina, incluindo a farmacêutica, o diagnóstico, a terapia genética e a medicina dentária[24] .

Princípio dos nanorrobôs

Os nanorrobôs funcionam segundo 3 processos[25] :

- Alimentação
- Comunicação
- Excreção

Alimentação - é feita através do metabolismo da glicose e do oxigénio e da energia acústica fornecida externamente. É normalmente controlada por computadores de bordo

Comunicação - é obtida através de sinalização acústica e de uma rede de navegação instalada no corpo. Ajuda a manter o controlo de vários dispositivos no corpo e comunica com o dentista.

Excreção - depois de terminado o seu trabalho, é normalmente recuperado quando se expele através dos canais excretores humanos.

REFERÊNCIAS:

1. Alharbi KK, Al-Sheikh YA. Papel e implicações do nanodiagnóstico nas tendências de mudança do diagnóstico clínico. Revista saudita de ciências biológicas. 2014 Abr 1;21(2):109-17.

2. Clark LC, Lyons C. Sistemas de eléctrodos para monitorização contínua em cirurgia cardiovascular. Anais da Academia de Ciências de Nova Iorque. 1962 Oct;102(1):29-45.

3. Chalmers NI, Palmer Jr RJ, Du-Thumm L, Sullivan R, Shi W, Kolenbrander PE. Utilização de sondas luminescentes de pontos

quânticos para obter uma resolução unicelular de bactérias orais humanas em biofilmes. Applied and Environmental Microbiology. 2007 Jan 15;73(2):630-6.

4. Kanaparthy R, Kanaparthy A. The changing face of dentistry: nanotechnology. Revista internacional de nanomedicina. 2011 Nov 9:2799-804.

5. Bhardwaj A, Bhardwaj A, Misuriya A, Maroli S, Manjula S, Singh AK. Nanotecnologia em medicina dentária: Presente e futuro. Jornal de saúde oral internacional: JIOH. 2014 Feb;6(1):121.

6. Wang Z, **a J, Zhou C, Via B, **a Y, Zhang F, Li Y, **a L, Tang J. Síntese de pontos quânticos de grafeno fortemente fotoluminescentes verdes para transporte de medicamentos. Colóides e Superfícies B: Biointerfaces. 2013 Dec 1;112:192-6.

7. Kennedy S, Srinivasan S, Jayavel K, Sundaram R. Nanotecnologia no tratamento periodontal. Jornal Internacional de Biologia Orofacial. 2019 Jan 1;3(1):8.

8. Jain KK. Nanodiagnóstico: aplicação da nanotecnologia no diagnóstico molecular. Expert review of molecular diagnostics. 2003 Mar 1;3(2):153-61.

9. Fortina P, Kricka LJ, Surrey S, Grodzinski P. Nanobiotechnology: the promise and reality of new approaches to molecular recognition. TRENDS in Biotechnology. 2005 Abr 1;23(4):168-73.

10. Saxl O. Nanotecnologia: aplicações e mercados, presente e futuro. InEllipsometry at the Nanoscale 2013 Mar 12 (pp. 705-

730). Berlim, Heidelberg: Springer Berlin Heidelberg.

11. Kiparissides C, Kammona O. Nanotechnology advances in diagnostics, drug delivery, and regenerative medicine (Avanços da nanotecnologia no diagnóstico, administração de medicamentos e medicina regenerativa). The Nano-Micro Interface: Bridging the Micro and Nano Worlds. 2015 Jan 21:311-40.

12. Kong LX, Peng Z, Li SD, Bartold PM. A nanotecnologia e o seu papel na gestão das doenças periodontais. PERIODONTOLOGIA 2000. 2006 Feb 1;40(1):184.

13. Ferrando-Magraner E, Bellot-Arcís C, Paredes-Gallardo V, Almerich- Silla JM, García-Sanz V, Fernández-Alonso M, Montiel-Company JM. Propriedades antibacterianas das nanopartículas em materiais de restauração dentária. Uma revisão sistemática e meta-análise. Medicina. 2020 Jan 29;56(2):55.

14. Regiel-Futyra A, Kus-Liskiewicz M, Sebastian V, Irusta S, Arruebo M, Stochel G, Kyziol A. Desenvolvimento de nanocompósitos de quitosano-ouro não citotóxicos como materiais antibacterianos eficientes. ACS applied materials & interfaces. 2015 Jan 21;7(2):1087-99.

15. Li C, Li Z, Wang Y, Liu H. As nanopartículas de ouro promovem a proliferação de células estaminais do ligamento periodontal humano e têm efeitos limitados na diferenciação das células. Journal of Nanomaterials. 2016;2016(1):1431836.

16. Yu Q, Li J, Zhang Y, Wang Y, Liu L, Li M. Inibição de nanopartículas de ouro (AuNPs) na formação de biofilme patogénico e invasão de células hospedeiras. Relatórios científicos. 2016 May 25;6(1):26667.

17. Zhang Y, Kong N, Zhang Y, Yang W, Yan F. Efeitos dependentes do tamanho das nanopartículas de ouro na diferenciação osteogénica de células periodontais humanas células progenitoras do ligamento. Theranostics. 2017;7(5):1214.

18. Jain KK. Nanotecnologia no diagnóstico clínico laboratorial. Clinica chimica ata. 2005 Aug 1;358(1-2):37-54.

19. Kohli P, Martin CR. Smart nanotubes for biomedical and biotechnological applications (Nanotubos inteligentes para aplicações biomédicas e biotecnológicas). Drug News & Perspectives. 2003 Nov 1;16(9):566-73.

20. Oh SH, Finones RR, Daraio C, Chen LH, ** S. Growth of nano-scale hydroxyapatite using chemically treated titanium oxide nanotubes. Biomaterials. 2005 Aug 1;26(24):4938-43.

21. Iftikhar FJ, Shah A, Wali Q, Kokab T. Advancements in nanofiberbased electrochemical biosensors for diagnostic applications (Avanços em biossensores electroquímicos baseados em nanofibras para aplicações de diagnóstico). Biosensors. 2023 Mar 23;13(4):416.

22. Blau WJ, Fleming AJ. Designer nanotubes by molecular self-assembly. Science. 2004 Jun 4;304(5676):1457-8.

23. Qiu H, Zhou W, Guo W. Nanoporos em grafeno e outros

materiais 2D: uma década de viagem em direção à sequenciação. ACS nano. 2021 Nov 29;15(12):18848-64.

24. Kasimoglu Y, Tabakçilar D, Güçlü ZA, Yamamoto-Nemoto S, Tuna EB, Ozen B, înce G. Nanomaterials and nanorobotics in dentistry: A review.2020, 27(2), 77-84

25. Goldberg M, Langer R, Jia X. Nanostructured materials for applications in drug delivery and tissue engineering (Materiais nanoestruturados para aplicações na administração de medicamentos e engenharia de tecidos). Journal of Biomaterials Science, Polymer Edition. 2007 Jan 1;18(3):241-68.

Capítulo 7: APLICAÇÃO DE NANOMATERIAIS NA ADMINISTRAÇÃO DE MEDICAMENTOS PERIODONTAIS

Algumas das nanopartículas de administração de medicamentos mais comuns incluem nanopartículas poliméricas, micelas poliméricas, lipossomas, nanopartículas lipídicas sólidas de sílica, ouro, prata, platina, cério e titânio e podem ser classificadas como

1. NPs inorgânicas, ou

2. NPs orgânicas[1] ., que podem apresentar propriedades magnéticas. **(Figura 1)**

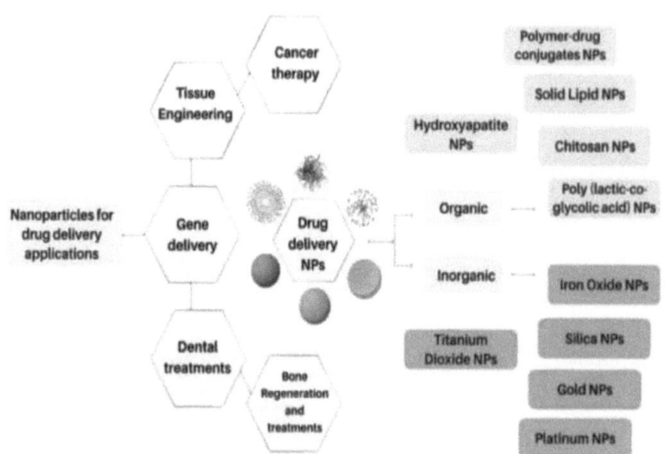

Figura 1: Nanopartículas de libertação de fármacos e algumas das suas aplicações mais comuns[1] .

Os sistemas de administração de fármacos em nanopartículas estão entre os campos mais populares da investigação atual para o tratamento e a regeneração periodontal. Nas últimas duas décadas, foi desenvolvido um número significativo de sistemas de administração de fármacos em nanopartículas e muitos deles produziram resultados prometedores.

Uma melhor penetração da parte ativa no epitélio juncional (o local de ação), juntamente com perfis óptimos de libertação do fármaco, são alguns dos benefícios significativos desta abordagem. A incorporação do fármaco em sistemas de libertação controlada, que podem ser colocados localmente nas bolsas periodontais, pode aumentar a concentração do fármaco no tecido periodontal.[2]

A administração local de agentes antimicrobianos nas bolsas periodontais tem a vantagem de o fármaco atingir o local-alvo numa dose baixa, minimizando assim a exposição do fármaco em todo o organismo.

Os dispositivos de administração local de fármacos incluem películas, fibras, géis e tiras, etc. (**figura 2**), mas estas abordagens só tiveram um êxito parcial devido à dificuldade de acesso às bolsas periodontais. As dimensões nanométricas das nanopartículas facilitam o seu acesso às regiões subgengivais[1] .

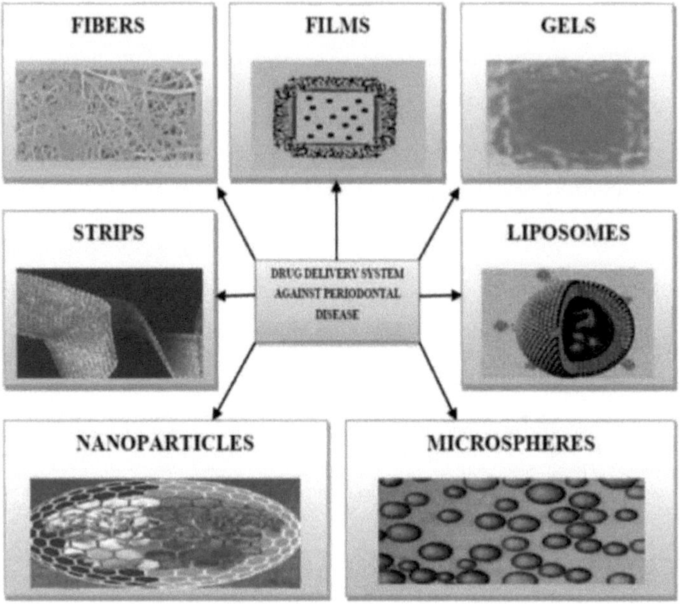

Fig 2 : Diferentes sistemas de administração de medicamentos utilizados na doença periodontal[1]

Kornman, em 19933, descreveu que os sistemas de administração local com efeito de libertação sustentada também podem ser aplicáveis a áreas com dificuldades de acessibilidade devido à complexidade anatómica ou à profundidade, como nos defeitos de furca.

Bonici et al. 20124 sintetizaram e caracterizaram vidros bioactivos funcionalizados com nanopartículas de Cu e moléculas orgânicas para utilização em sistemas de administração de fármacos.

Pramod et al, em 20145 , demonstraram que uma abordagem eficaz para otimizar o direcionamento ou para melhorar a ação dos fármacos consiste em associar a parte ativa a um sistema de transporte.

Goyal G et al, em 20146 , referiram que tanto as abordagens antibióticas/antimicrobianas sistémicas (lipossomas, microesferas, nanopartículas, hidrogéis) como locais (fibras, adesivos, películas, géis) têm um lugar importante na terapia periodontal.

Khurshid et al; 20157 investigaram as nanopartículas de tetraciclina (Tet NPs) também para o tratamento periodontal. O adesivo de microesferas carregadas de tetraciclina disponível no mercado foi comercializado como Arestin® (Valeant, Bridgewater, MA, EUA) e Nanogen® (Orthogen, Springfield, IL, EUA). É utilizado através da inserção de um penso na bolsa periodontal, que liberta o medicamento na área afetada de forma sustentada.

LIPOSSOMOS

Um lipossoma é rodeado por uma bicamada lipídica que consiste num núcleo aquoso, que separa o núcleo aquoso interno do exterior. O colesterol e os fosfolípidos não tóxicos e não imunogénicos sintetizam os lipossomas, o que os torna biodegradáveis e biologicamente inertes. A distribuição do fármaco nos lipossomas é controlada principalmente pelas propriedades do transportador lipossomal e não apenas pelas caraterísticas físico-químicas do fármaco. O índice terapêutico dos fármacos é melhorado devido à redução do metabolismo dos fármacos, ao aumento da semi-vida biológica e à redução da toxicidade sem reacções antigénicas.

Os lipossomas são considerados veículos de administração de fármacos apelativos e seguros que podem circular na corrente sanguínea durante mais tempo, uma vez que são materiais não sintéticos[8] .

Jin H L et al; 2010[9] avaliaram os efeitos terapêuticos do gel de libertação lenta de nano-lipossomas de DOX na periodontite num modelo de rato estabelecido e mostraram que o gel de libertação lenta de nano-lipossomas de DOX melhora a periodontite do rato ao diminuir o nível de MMP-8.

G. DI Turi et al; 2012[10] desenvolveram os sistemas de entrega baseados em lipossomas que são capazes de penetrar profundamente nos túbulos, chegando por vezes às suas extremidades terminais.

D Liu et al; 2012[11] mostraram que os nanolipossomas de cloridrato de minociclina têm um efeito de inibição mais forte e mais longo na secreção de TNF-α estimulada por LPS em células de macrófagos do que a solução de cloridrato de minociclina e a perioclina.

<u>NANOPARTÍCULAS POLIMÉRICAS</u>

A classe mais significativa de nanopartículas utilizadas na administração de medicamentos são as nanopartículas poliméricas (PNP) devido às suas propriedades de biodegradabilidade facilmente personalizáveis.

Estes PNP estão disponíveis em duas formas:

    1. Nanoesferas e

    2. Nanocápsulas (polimerossomas).

A capacidade de carga e libertação de fármacos das PNP (nanopartículas poliméricas) pode ser facilmente ajustada através da modificação da hidrofilicidade/carga da superfície, da massa molecular (MM) e dos grupos funcionais livres. As PNP são dispersões de partículas ou partículas rígidas com tamanhos que variam entre 1 nm e 1000 nm. Os fármacos podem ser dispersos, aprisionados, envolvidos ou acoplados a uma matriz de nanopartículas. As PNP apresentam uma elevada dispersibilidade em meios aquosos, proporcionando taxas de libertação controladas e uma maior estabilidade. Asseguram uma distribuição uniforme do fármaco durante um período alargado, reduzindo assim a frequência da dosagem.

Os PNP têm uma melhor estabilidade em fluidos biológicos. Têm uma boa capacidade de solubilização, transparência, elevada estabilidade e são simples de fabricar[12]

NANOFIBRAS

As fibras poliméricas com diâmetros na gama submicrónica ou nanométrica (10-6 m- 10-9 m) são designadas nanofibras. Apresentam muitas caraterísticas notáveis, tais como uma maior área de superfície em relação ao volume (este rácio pode ser 103 vezes superior ao da microfibra), flexibilidade nas funcionalidades de superfície e melhor desempenho mecânico (por exemplo, rigidez e resistência à tração).

O perfil de libertação do fármaco pode ser modificado através de uma modulação da morfologia, da porosidade e da composição das nanofibras. O pequeno diâmetro das nanofibras proporciona um comprimento de passagem de difusão curto e a sua elevada área de superfície é vantajosa para a transferência de massa e a libertação eficaz do fármaco[13] .

PONTOS QUÂNTUMICOS

Os QDs são nanocristais semicondutores submicroscópicos que brilham intensamente quando estimulados por luz ultravioleta, sendo também estáveis e não tóxicos. A sua propriedade de absorção de luz intensa torna-os elegíveis para serem aplicados como marcadores fluorescentes de biomoléculas. Desempenham outros papéis para além dos fins de diagnóstico, tais como fotossensibilizador e transportador. Após estimulação por luz UV, os QDs ligam um anticorpo à célula-alvo e, por sua vez, produzem espécies reactivas de oxigénio que têm a capacidade de matar as células-alvo.

Os QDs são utilizados na terapia periodontal para melhorar a cicatrização dos tecidos periodontais inflamados[14] .
Singh AK et al; 2017[15] avaliaram as actividades antimicrobianas e antibiofilme dos QDs de curcumina e mostraram que os pontos quânticos de curcumina exibem actividades antimicrobianas e antibiofilme melhoradas.

Zhao et al; 202016 centra-se nos recentes avanços na síntese de pontos quânticos de grafeno (GQDs) e nas suas aplicações na administração de medicamentos e mostrou que os GQDs demonstraram ser capazes não só de administrar medicamentos anticancerígenos, mas também de atuar como nanocarreadores para transportar genes, péptidos e outros medicamentos não anticancerígenos.

NANOCOMPÓSITOS/NANOGÉIS

Os hidrogéis nanocompostos são combinados como sistemas de réplica para dispositivos de administração local de fármacos curados in situ no tratamento de doenças periodontais. O nanocompósito é constituído por vários componentes, tais como nanopartículas, uma matriz de gel e o medicamento antibacteriano adequado. Através do processo de copolimerização de monómeros iniciada por radicais livres, o metacrilato de 2-hidroxietilo (HEMA) e o poliglicolmetacrilato de etileno em solução aquosa resultam na formação das nanopartículas. Os mesmos monómeros são utilizados para preparar matrizes reticuladas por fotopolimerização. A síntese de hidrogéis nanocompósitos é realizada através da mistura de nanopartículas, monómeros e o fármaco numa solução aquosa, seguida de reticulação através do processo de fotopolimerização. Estas nanopartículas podem ser incluídas numa matriz de hidrogel e conceber novos dispositivos de administração de fármacos para aplicação no tratamento de doenças periodontais.

Os nanogéis, devido à sua maior biocompatibilidade e propriedades bioadesivas, facilitam a adesão à bolsa dentária. Consequentemente, podem ser rapidamente metabolizados através das vias catabólicas normais, reduzindo o risco de reacções anafilácticas sistémicas no local da aplicação. Além disso, os nanogéis aumentam o índice terapêutico dos fármacos, melhorando a eficácia, a especificidade e a tolerabilidade[17] .

Alguns dos sistemas de transporte e os seus papéis na terapia da doença periodontal estão resumidos na **Tabela 1**

Author and year	Type of study	Roles	Delivery systems
Paquette etal., 2004[18]	Randomized Controlled trial	Timed release of drugs may occur from biodegradable nanospheres. A good example is Arestin in which tetracycline is incorporated into microspheres for drug delivery by local means to a periodontal pocket. Adjunctive treatment with minocycline microspheres resulted in significant reduction in mean probing depth as compared to scaling and root planing alone.	Minocycline microspheres
Piñón-Segundo etal., 2005[19]	Invitro – studies carried out under sink conditions using a device designed in laboratory to allow a direct contact between the particles and the dissolution medium Invivo - study in dogs with induced periodontal defects	Triclosan-nanoparticles could help decrease gingival inflammation	Triclosan nanoparticles
Aminu et al.,2013[20]	Clinical research	Potential carrier system for the delivery of activesubstances to the periodontal pocket	Nanoparticles
Yao et al., 2014[21]	Invitro - release of minocycline from minocycline-loaded	Minocycline-loaded nanoparticles could	Minocycline loaded PEG –

	nanoparticles (MIN-NPs) was investigated by a dialysis method using phosphate buffered saline Invivo - pharmacokinetic sof minocycline in gingival crevice fluid, after local administration of MIN- NPs in the periodontal pockets of beagle dogs with periodontitis, were investigated	significantly decrease symptoms of periodontitis	PLA nanoparticles
Osorio et al., 2016[22]	Acellular static in vitro bioactivity test	Calcium and zinc loaded bioactive and cytocompatible nanoparticles represent a promising tool for therapeutic approach in periodontal regeneration	Calcium and zinc-loaded bioactive nanoparticles
Fukui et al., 2007[23]	Basic research	Nanogels of cholesterol bearing pullulan modified with amino groups (CHPNH2) were utilized as a career to introduce QDs into PDL cells	Nanogels

Fukui et al., 2007[24]	Basic research	CHPNH2-QD Nanoparticles are useful for further characterization of PDL cells and investigation of regenerative processes of periodontium	
Hannig et al., 2007[25]	Basic research	Thin layer of nanocomposites has been used to provide coating on tooth surface,which strongly reduced biofilm formation	Nanocomposites
Bako et al., 2008[26]	Basic research	Nanocomposite hydrogels were synthesized as model systems and it offers flexibility for local placement of drugs in the treatment of periodontal Disease	
Wang et al., 2016[27]	Basic research	Dental bioactive nanocomposite composed of 2-methacryloyloxyethylphosphoryl choline and dimethylamino hexadecyl methacrylate is promising for ClassV restorations to	

		inhibit periodontal pathogens, combat periodontitis and protect the periodontium	
Chaturve di et al., 2012[28]	Clinical study	Poly-ε-caprolactone (PCL)nanofibers containing metronidazole showed prolonged sustained drug release for at least 19 days and can be used as a retentive, locally controlled delivery system for metronidazole in periodontal diseases treatment	Nanofibers
Chaturve di et al., 2013[29]	Clinical study	Low-dose controlled release PCL nanofibers containing doxycycline showed sustained drug release and can be used as a retentive controlled delivery system for the treatment of periodontal diseases	
Joshi et al., 2015[30]	Basic research	Drug loaded hyaluronic acid-polyvinyl alcohol nanofiber patch presented controlled release behavior with good mucoadhesive Strength	

| *Joshi et al., 2015*[30] | Basic research | The in vivo studies confirmed the maintenance of minimum inhibitory concentration over an extended period in addition to a significant anti-inflammatory effect, which suggested the formulation's role as an intra-periodontal pocket drug delivery system | |
| *Zupančič etal., 2015*[31] | Clinical study | Resveratrol-loaded PCL nanofibers improved low solubility and stability of resveratrol and it can supply the drug fortreatment of periodontal disease in the periodontal pocketeven longer due to sustained release and low gingival fluid flow | |

Quadro 2: Sistemas de administração de fármacos novos e nanoestruturados para o tratamento da periodontite

Author and year	Type of study	Carrier type	Active ingredients	Outcome
Chaturvedi et al; 2013[29]	In vitro/in vivo/clinical study	Nanofiber	Doxycycline	The addition of doxycycline-loaded nanofibers to treatment via SRP had significant benefits for patients with ChP
Yao W et al; 2015[32]	In vitro/in vivo	Nanoparticle	Minocycline	RGD peptide–conjugated nanoparticles decreased the symptoms of periodontitis and maintained the concentration of minocycline in the region (periodontal pocket)
Samprasit etal; 2015[33]	Invitro/invivo	Nanofiber	α-Mangostin	Application of α-mangostin–loaded nanofibers resulted in a decreased number of bacterial load. Also, the mats were nontoxic and

				had a good mouthfeel
Sukma et al; 2015[34]	In vitro/in vivo/clinical study	Nanofiber	Garcinia mangostana extract	Prepared nanofiber mats showed good taste and feel. In addition, the antibacterial effects of Garcinia mangostana extract decreased the number of oral pathogens that cause dental caries
Pramod K et al; 2016[35]	In vitro/in vivo	Nanoparticle	Eugenol	Eugenol nanocapsule shad potential in preventing septal bone resorption due to periodontitis
Yu M C et al; 2016[36]	In vitro/in vivo	Hydrogel	N-Phenacylthiazolium bromide	Hydrogels provided a controlled release of the active agent, which led to a decrease in inflammation and collagen matrix loss

Khan G etal; 2017[37]	In vitro/in vivo/clinical study	Nanofiber	Tinidazole	PCL and CS blended nanofibers provided prolonged release of tinidazole. In addition, nanofibers were safe and caused a significant decrease in periodontitis markers
Chang P C etal; 2017[38]	In vitro/in vivo	Hydrogel	Naringin	Subgingival administration of naringin-loaded hydrogels led to a significant decrease in bone loss and inflammation in the Region
Zupancicet al; 2018[39]	Invitro	Nanofiber	Metronidazole and ciprofloxacin	Although producing nanofibrous mats with satisfactory prolonged release remains a challenge, combining two antibacterial agents resulted in improved effects against pathogens
Goyal AK etal; 2018[40]	In vitro/in vivo	Nanofiber	Silver and metronidazole	The use of hydroxyapatite as filler and silver-metronidazole as a broad-spectrum antibiotic agent could be promising. The metal complex was compatible with the polymeric matrix
Lin J H et al; 2018[41]	In vitro/in vivo	Nanoparticle	Metronidazole	Prepared nanoparticles notably reduced periodontal bone loss and inflammation compared with the control group

				The controlled drug delivery systems showed low toxicity and wide- spectrum antimicrobial activity
Mou J et al; 2019[42]	In vitro/in vivo	Nanoparticles in hydrogel	Minocycline and zinc oxide	The controlled drug delivery systems showed low toxicity and wide- spectrum antimicrobial activity
Wang et al; 2020[43]	In vitro/in vivo	Hydrogel	Doxycycline and Lipoxin A4	Doxycycline and lipoxinA4–loaded thermo- reversible hydrogel decreased inflammatory cytokines and the subgingival bacterial content and improved gingival clinical attachment compared with conventional mechanical debridement
Meenakshi et al; 2021[44]	Clinical study	Hydrogel	-	The combination of bone graft with chitosan hydrogel resulted in significant enhancement of bone regenerative capacity

β-GP = beta glicerol-fosfato; CS = quitosano; CS-SH = quitosano tiolado; CHC = carboximetil-hexanoil quitosano; ChP = periodontite crónica; HPMC = hidroxipropilmetilcelulose; PCL = policaprolactona; PEG = polietilenoglicol; PLA = ácido poliláctico; PLGA = ácido poli-lático-co-glicólico; PVA = álcool polivinílico; RGD = ácido arginilglicílico aspártico; SRP = raspagem e planeamento radicular.

Entrega de genes

O TRAIL (Tumor necrosis fator-related apoptosis inducing ligand),

Apo 2 ligand, é um membro da família do fator de necrose tumoral (TNF) que pode induzir a apoptose nos tecidos tumorais. Este ligando induz a apoptose após interação com os seus receptores. O TRAIL humano inclui o TRAIL-R1/DR4, o TRAIL-R2/DR5 (killer), o TRAILR3 (DcR1) e o TRAIL-R4 (DcR2). Os nanovectores são muito eficazes no tratamento do cancro devido à sua pequena dimensão, que permite a penetração nas membranas celulares, a ligação e a fuga à degradação lisossomal após endocitose e a estabilização das proteínas. A administração de TRAIL é conseguida utilizando vários sistemas baseados na nanotecnologia e nanoreactores, que são vectores muito promissores para a terapia genética orientada. Uma NP modificada para o tratamento do glioblastoma pode entregar com êxito o plasmídeo que codifica o TRAIL humano a células T98G GBM humanas.

Cromalócitos -

1. Destina-se a ser utilizado na entrega de genes e na terapia de substituição cromossómica.
2. O cromalócito é um hipotético nanorrobô móvel de reparação celular, capaz de se deslocar por uma superfície vascular limitada até ao leito capilar do tecido ou órgão visado, seguido de extravasamento, histonatação, citopenetração e substituição completa da cromatina no núcleo de uma célula-alvo, terminando com um regresso à corrente sanguínea e subsequente extração do dispositivo do corpo, completando a missão da terapia de substituição cromossómica[45].
Shillitoe 2009[46] descreveu que o vetor ideal deve transferir uma quantidade precisa de material genético para um tipo de célula

específico, atingindo o nível e a duração necessários da expressão do transgene para corrigir o defeito. Além disso, deve ser não imunogénico e inofensivo, permitindo a expressão do produto genético sem induzir toxicidade.

REFERÊNCIAS

1. Gera S, Sampathi S, Dodoala S. Role of nanoparticles in drug delivery and regenerative therapy for bone diseases (Papel das nanopartículas na administração de medicamentos e na terapia regenerativa de doenças ósseas). Entrega atual de medicamentos. 2017 Nov 1;14(7):904-16.

2. Padovani GC, Feitosa VP, Sauro S, Tay FR, Durán G, Paula AJ, Durán N. Avanços nos materiais dentários através da nanotecnologia: factos, perspectivas e aspectos toxicológicos. Tendências em biotecnologia. 2015 Nov 1;33(11):621-36.

3. Kornman KS. Antimicrobianos de libertação local controlada em periodontia: Perspectivas para o futuro. Jornal de periodontologia. 1993 Ago;64:782-91.

4. Bonici A, Lusvardi G, Malavasi G, Menabue L, Piva A. Síntese e caraterização de vidros bioactivos funcionalizados com nanopartículas de Cu e moléculas orgânicas. Jornal da Sociedade Europeia de Cerâmica. 2012 Aug 1;32(11):2777-83.

5. Pramod K, Aminu N, Ali J. Targeted drug delivery systems for the treatment of periodontal infections. Biotechnol. 2014;8:97-128.

6. Goyal G, Garg T, Rath G, Goyal A. Estratégias

nanotecnológicas actuais para uma entrega eficaz de fármacos no tratamento da doença periodontal. Critical Reviews™ em sistemas de transporte de medicamentos terapêuticos. 2014;31(2).

7. Khurshid Z, Zafar M, Qasim S, Shahab S, Naseem M, AbuReqaiba A. Advances in nanotechnology for restorative dentistry (Avanços na nanotecnologia para a medicina dentária de restauração). Materials. 2015 Feb 16;8(2):717-31.

8. Grislain L, Couvreur P, Lenaerts V, Roland M, Deprez-Decampeneere D, Speiser P. Pharmacokinetics and distribution of a biodegradable drugcarrier. Int J Pharm. 1983 Jul 1;15(3):335-45.

9. ** HL, Wu W, Shu R. Doxycycline nano-liposome slow-release gel improves rat periodontitis. Shanghai kou qiang yi xue= Revista de Xangai

de estomatologia. 2010 Oct 1;19(5):508-11.

10. Di Turi G, Riggio C, Vittorio O, Marconcini S, Briguglio F, Funel N, Campani D, Barone A, Raffa V, Covani U. Sub-Micrometric liposomes as drug delivery systems in the treatment and periodontitis. Revista internacional de imunopatologia e farmacologia. 2012 Jul;25(3):657-70.

11. Liu D, Yang PS. Os nanolipossomas de cloridrato de minociclina inibem a produção de TNF-α em macrófagos estimulados por LPS. Revista internacional de nanomedicina. 2012 Ago 31:4769-75.

12. Muhamad12 II, Selvakumaran S, Lazim NA. Conceção de nanopartículas poliméricas para sistemas de administração de

medicamentos direcionados. Nanomed. 2014;287:287.

13. Bhardwaj A, Bhardwaj A, Misuriya A, Maroli S, Manjula S, Singh AK. Nanotecnologia em medicina dentária: Presente e futuro. Jornal de saúde oral internacional: JIOH. 2014 Feb;6(1):121.

14. Harini G, Kaarthikeyan G, Kaarthikeyan G. Sistemas avançados de administração de medicamentos no tratamento de doenças periodontais - uma revisão. Jornal de Ciências Médicas e Dentárias. 2014;13(1):27-32.

15. Singh AK, Prakash P, Singh R, Nandy N, Firdaus Z, Bansal M, Singh RK, Srivastava A, Roy JK, Mishra B, Singh RK. Degradação de biofilmes bacterianos mediada por pontos quânticos de curcumina. Fronteiras em microbiologia. 2017 Ago 9;8:1517.

16. Zhao C, Song X, Liu Y, Fu Y, Ye L, Wang N, Wang F, Li L, Mohammadniaei M, Zhang M, Zhang Q. Síntese de pontos quânticos de grafeno e suas aplicações na administração de medicamentos. Jornal de Nanobiotecnologia. 2020 Dez; 18: 1-32.

17. Garg V, Chawla K, Pawar SK. Nanotechnology controlled local drug delivery system for the treatment of periodontitisc. J. Adv. Med. Med. Res. 2018; 26:1-7.

18. Paquette DW, Hanlon A, Lessem J, Williams RC. Clinical relevance of adjunctive minocycline microspheres in patients with chronic periodontitis: secondary analysis of a phase 3 trial. Journal of periodontology. 2004 Abr;75(4):531-6.

19. Piñón-Segundo E, Ganem-Quintanar A, Alonso-Pérez V, Quintanar-Guerrero D. Preparação e caraterização de nanopartículas de triclosan para tratamento periodontal.

Revista Internacional de Farmácia. 2005 Apr 27;294(1-2):217-32.

20. Aminu N, Baboota S, Pramod K, Singh M, Dang S, Ansari SH, Sahni JK, Ali J. Desenvolvimento e avaliação de um sistema nanoparticulado de poli-ε-caprolactona carregado com triclosan para o tratamento de infecções periodontais. Jornal de investigação de nanopartículas. 2013 Nov;15:1-5.

21. Yao W, Xu P, Pang Z, Zhao J, Chai Z, Li X, Li H, Jiang M, Cheng H, Zhang B, Cheng N. Local delivery of minocycline-loaded PEG-PLA nanoparticles for the enhanced treatment of periodontitis in dogs. Revista internacional de nanomedicina. 2014 Ago 18:3963-70.

22. Osorio R, Alfonso-Rodriguez CA, Medina-Castillo AL, Alaminos M, Toledano M. Bioactive polymeric nanoparticles for periodontal therapy. PLoS One. 2016 Nov 7;11(11):e0166217.

23. Fukui T, Kobayashi H, Hasegawa U, Nagasawa T, Akiyoshi K, Ishikawa I. Intracellular delivery of nanogel-quantum dot hybrid nanoparticles into human periodontal ligament cells. Drug metabolism letters. 2007 Apr 1;1(2):131-5.

24. Hannig M, Kriener L, Hoth-Hannig W, Becker-Willinger C, Schmidt H. Influência do revestimento superficial de nanocompósitos na formação de biofilme in situ. Journal of nanoscience and nanotechnology. 2007 Dec 1;7(12):4642-8.

25. Bako J, Szepesi M, Veres AJ, Cserhati C, Borbely ZM, Hegedus C, Borbely J. Síntese de hidrogéis de nanocompósitos

biocompatíveis como sistema de administração local de medicamentos. Colloid and Polymer Science. 2008 Mar; 286:357-63.

26.   Wang L, **e X, Imazato S, Weir MD, Reynolds MA, Xu HH. Um nanocompósito antibacteriano e repelente de proteínas para restaurações de Classe V para inibir os agentes patogénicos relacionados com a periodontite. Ciência e Engenharia de Materiais: C. 2016 Oct 1; 67:702-10.

27. Zamani M, Morshed M, Varshosaz J, Jannesari M. Controlled release of metronidazole benzoate from poly ε-caprolactone electrospun nanofibers for periodontal diseases. European Journal of Pharmaceutics and Biopharmaceutics. 2010 Jun 1;75(2):179-85.

28. Chaturvedi TP, Srivastava R, Srivastava AK, Gupta V, Verma PK. Avaliação das nanofibras de metronidazol em pacientes com periodontite crónica: Um estudo clínico. Revista internacional de investigação farmacêutica. 2012 Oct;2(4):213.

29. Chaturvedi TP, Srivastava R, Srivastava AK, Gupta V, Verma PK. Nanofibras de poli e-caprolactona de doxiciclina em pacientes com periodontite crónica - uma avaliação clínica. Jornal de Investigação Clínica e de Diagnóstico: JCDR. 2013 Oct;7(10):2339.

30. Joshi D, Garg T, K Goyal A, Rath G. Desenvolvimento e caraterização de novas nanofibras medicadas contra a periodontite. Atual Drug Delivery. 2015 Oct 1;12(5):564-77.

31. Zupancic S, Baumgartner S, Lavric Z, Petelin M, Kristl J. Local delivery of resveratrol using polycaprolactone nanofibers for treatment of periodontal disease. Jornal de Ciência e Tecnologia de

Entrega de Medicamentos. 2015 Dec 1;30:408-16.

32. Yao W, Xu P, Zhao J, Ling L, Li X, Zhang B, Cheng N, Pang Z. Nanopartículas poliméricas funcionalizadas com RGD direcionadas para células epiteliais de periodontite para o tratamento melhorado da periodontite em cães. Journal of colloid and interface science. 2015 Nov 15;458:14-21.

33. Samprasit W, Rojanarata T, Akkaramongkolporn P, Ngawhirunpat T, Kaomongkolgit R, Opanasopit P. Fabrico e desempenho in vitro/in vivo de tapetes de nanofibras electrospun mucoadesivas contendo α-

angostina. Aaps Pharmscitech. 2015 Oct;16:1140-52.

34. Samprasit W, Kaomongkolgit R, Sukma M, Rojanarata T, Ngawhirunpat T, Opanasopit P. Mucoadhesive electrospun chitosan-based nanofibre mats for dental caries prevention. Polímeros de hidratos de carbono. 2015 Mar 6;117:933-40.

35. Pramod K, Aji Alex MR, Singh M, Dang S, Ansari SH, Ali J. Eugenol nanocapsule for enhanced therapeutic activity against periodontal infections. Journal of drug targeting. 2016 Jan 2;24(1):24-33.

36. Yu MC, Chang CY, Chao YC, Jheng YH, Yang C, Lee N, Yu SH, Yu XH, Liu DM, Chang PC. Hidrogel sensível ao pH com um agente anti-glicação para modular a periodontite experimental. Journal of periodontology. 2016 Jun;87(6):742-8.

37. Khan G, Yadav SK, Patel RR, Kumar N, Bansal M, Mishra B. Membrana de nanofibra híbrida de quitosano/poli (ε-

caprolactona) funcionalizada com tinidazol: Desenvolvimento, otimização e suas implicações clínicas. Revista internacional de macromoléculas biológicas. 2017 Oct 1;103:1311-26.

38. Chang PC, Chao YC, Hsiao MH, Chou HS, Jheng YH, Yu XH, Lee N, Yang C, Liu DM. Inibição da indução de periodontite utilizando um hidrogel reativo a estímulos contendo naringina. Jornal de periodontologia. 2017 Fev;88(2):190-6.

39. Zupancic S, Preem L, Kristl J, Putrins M, Tenson T, Kocbek P, Kogermann K. Impact of PCL nanofiber mat structural properties on hydrophilic drug release and antibacterial activity on periodontal pathogens. Revista europeia de ciências farmacêuticas. 2018 Sep 15;122:347-58.

40. Deepak A, Goyal AK, Rath G. Desenvolvimento e caraterização de nova nanofibra medicamentosa para o tratamento da periodontite. AAPS PharmSciTech. 2018 Nov;19:3687-97.

41. Lin JH, Feng F, Yu MC, Wang CH, Chang PC. Modulação da progressão da periodontite utilizando nanoesferas sensíveis ao pH que encapsulam metronidazol ou brometo de N-fenaciltiazólio. Jornal de pesquisa periodontal. 2018 Feb;53(1):22-8.

42. Mou J, Liu Z, Liu J, Lu J, Zhu W, Pei D. Hidrogel contendo minociclina e nanopartículas de albumina de soro carregadas com óxido de zinco para aplicação na periodontite: preparação, caraterização e avaliação. Drug delivery. 2019 Jan 1;26(1):179-87.

43. Wang B, Booij-Vrieling HE, Bronkhorst EM, Shao J, Kouwer PH,

Jansen JA, Walboomers XF, Yang F. Antimicrobial and anti-inflammatory thermo-reversible hydrogel for periodontal delivery. Ata biomaterialia. 2020 Oct 15;116:259-67.

44. Meenakshi SS, Sankari M. Eficácia do nanohidrogel de quitosano como material regenerativo ósseo em defeitos intra-ósseos em pacientes com periodontite crónica: um ensaio clínico aleatório. Jornal de pesquisa oral avançada. 2021 Nov;12(2):222-8.

45. Naoum GE, Tawadros F, Farooqi AA, Qureshi MZ, Tabassum S, Buchsbaum DJ, Arafat W. Role of nanotechnology and gene delivery systems in TRAIL-based therapies. Ecancermedicalscience. 2016;10.

46. Shillitoe EJ. Gene therapy: the end of the rainbow? Head & Neck Oncology. 2009 Dec;1:1-5.

Capítulo 8 : APLICAÇÃO DOS NANOMATERIAIS NA ENGENHARIA DOS TECIDOS PERIODONTAIS

A nanotecnologia tem o potencial de produzir sistemas de auto-montagem não biológicos para fins de engenharia de tecidos. Atualmente, os conceitos de engenharia de tecidos para a regeneração periodontal centram-se na utilização de suportes sintéticos para a administração de células. Os nanosistemas não biológicos de auto-montagem serão automaticamente submetidos a montagens pré-especificadas, muito semelhantes aos sistemas biológicos conhecidos associados a células e tecidos. No futuro, é possível criar suportes de polímeros para a sementeira de células, a administração de factores de crescimento e a engenharia de tecidos através de nanodispositivos implantados em locais de danos nos tecidos. Metaboliza a matéria orgânica retida em vapores inofensivos e inodoros e efectua um desbridamento contínuo do cálculo.

Andaimes e nanotecnologia

Os andaimes desempenham um papel fundamental na engenharia de tecidos. Os andaimes podem ser povoados por células antes da implantação ou, se forem construções ricas em informação ou permissivas, podem mobilizar células hospedeiras, ou as células podem simplesmente migrar para eles, após a implantação. Os andaimes são conhecidos como matrizes extracelulares artificiais e ajudam a acomodar as células e a guiá-las para que cresçam, proliferem, migrem e se diferenciem, conduzindo à formação de um tecido específico, ao mesmo tempo que segregam a matriz extracelular necessária para a regeneração dos tecidos. Várias experiências in vitro e in vivo mostraram que os materiais nanoestruturados, que imitam a topografia nanométrica dos tecidos nativos, melhoram as respostas biocompatíveis e resultam numa melhor integração dos tecidos[1]

Srisuwan et al, em 20062 , concluíram que os materiais nanoestruturados têm propriedades de superfície únicas (como a energia, a molhabilidade, a topografia, etc.) que os tornam interessantes para aplicações que envolvam interações com proteínas e, subsequentemente, com células.

A utilização de nanopartículas como suporte, tais como nanodiamantes, hidroxiapatite, partículas de vidro bioativo, $SiO2$, MgO e nanopartículas de prata, tem vindo a aumentar

- **Nanodiamante**

Os nanodiamantes (NDs) são uma nova classe de nanopartículas da família do carbono, têm propriedades valiosas, incluindo tamanho à escala nanométrica, química de superfície rica, forma quase esférica e excelente biocompatibilidade, o que os torna uma opção adequada para as propriedades mecânicas dos suportes na engenharia de tecidos[3] .

- **Hidroxiapatite**

Um dos principais componentes minerais do osso e dos dentes é a hidroxiapatite (HA), que é o fosfato de cálcio que está no centro da investigação e da utilização clínica actuais. As excelentes propriedades mecânicas e a biocompatibilidade favorável fazem deste composto um biomaterial adequado para a medicina regenerativa óssea. Devido à sua semelhança estrutural e química com a fase mineral do osso nativo, a HA apresenta uma biocompatibilidade e uma condutividade óssea adequadas[4] .

Chitsazi et al; 20115 mostraram que o tratamento e a gestão dos defeitos periodontais intra-ósseos foram recentemente avaliados com hidroxiapatite nanocristalina (HA) e apresentaram resultados positivos.

Vano et al; 2014[6] num estudo demonstrou que as nanopartículas de cristais de carbonato e apatite mostraram um selamento eficaz dos túbulos dentinários que se pensa ser importante para o tratamento a longo prazo da hipersensibilidade dentinária

- Partículas de vidro bioactivas

Os vidros bioactivos foram desenvolvidos pela primeira vez por ***Hench et al. em 1969,*** e representam um grupo de materiais reactivos que podem ligar-se ao tecido ósseo mineralizado num ambiente fisiológico. Os componentes básicos da maioria dos vidros bioactivos são SiO_2, Na_2O, CaO e P_2O_5. Este composto é um dos materiais bioactivos inorgânicos com excelente biocompatibilidade e bioatividade. Um exemplo de um vidro bioativo é a estrutura de fosfato de cálcio bifásico (BCP) revestida com uma camada nanocompósita constituída por policaprolactona (PCL) e nanopartículas de vidro bioativo (nBG) que pode suportar uma tensão de compressão máxima de 0,1 MPa.

O vidro bioativo, quando em contacto com fluidos corporais, induz uma resposta biológica específica na interface do material, resultando na formação de uma camada de hidroxiapatite (HA) carbonatada na sua superfície e, através desta camada, liga-se ao tecido mineralizado. A bioatividade do vidro bioativo não é um conceito absoluto determinado apenas pela composição, mas é também afetada pelo tamanho e pela forma do material. A formação desta camada de HA é essencial para que os materiais sintéticos apresentem bioatividade[7].

Brunner et al. 2006[8] relataram a preparação de nanopós de vidro bioativo utilizando a síntese por chama, um processo que requer um ambiente de alta temperatura.

Nanopartículas de sílica

Bogush e Zukoski, em 1991[9], demonstraram que cinco parâmetros desempenham um papel importante na dimensão e distribuição das nanopartículas de sílica: concentração de tetraetilortosilicato (TEOS), concentração de amoníaco, concentração de água, efeito do álcool e temperatura de reação ***Stober et al. 1968***[10] relataram um método pioneiro para a síntese de nanopartículas de sílica esféricas e monodispersas a partir de uma solução aquosa alcoólica de alcóxidos de silício na presença de amoníaco como catalisador, em que foram obtidos diferentes tamanhos de partículas de sílica.

Hong et al; 2009[11] desenvolveram nanopartículas de vidro bioactivas combinando o método sol-gel e a coprecipitação. Neste estudo, a mistura de precursores foi hidrolisada em meio ácido e condensada em condições alcalinas separadamente.

Chen et al; 2009[12] investigaram os efeitos de diferentes morfologias na bioatividade in vitro de partículas de vidro bioativo nanométricas no sistema CaO- P2O5 - SiO2 utilizando ácido lático no método sol-gel e concluíram que não só a área de superfície mas também a morfologia da superfície desempenham um papel importante na bioatividade do material

Wang et al; 2022[13] mostraram que o nBG na estrutura composta de PCL melhorou a adesão e a proliferação de células estaminais do ligamento periodontal humano (hPDLCs). O suporte de colagénio de peixe/vidro bioativo promoveu a formação de novo osso e ocorreu uma ligeira inflamação no modelo de defeito periodontal do cão beagle.

Nanocompósitos de vidro bioativo

A combinação de polímeros biodegradáveis e cerâmica bioactiva cria um novo tipo de material para aplicações de engenharia de tecidos. A associação de materiais cerâmicos e poliméricos tem sido utilizada para produzir materiais compósitos, a fim de criar materiais com propriedades especiais que não existem nos materiais isolados. O objetivo destes materiais compósitos é melhorar a resistência e a bioatividade conferidas pelo componente inorgânico, mantendo as propriedades do polímero, como a flexibilidade[14] .

Webster et al. 2001[15] registaram um aumento significativo da adsorção de proteínas e da adesão de osteoblastos em nanocompósitos cerâmicos em comparação com microcompósitos cerâmicos.

Vollenweider et al; 2007[16] descreveu que os vidros bioactivos são conhecidos pela sua osteocondutividade e ligação ao osso através da libertação de iões e da formação de uma camada de apatite. Devido a estas caraterísticas, os vidros bioactivos são amplamente utilizados na reconstrução óssea e na engenharia de tecidos, bem como na mineralização de tecidos duros.

El-Kady et al. 2010[17] desenvolveram um andaime nanocompósito de vidro bioativo/poli (L-lactídeo) pelo método sol-gel. A adição de nanopartículas de vidro bioativo melhorou a bioatividade do material in vitro.

Oliveira et al. 2011[18] sintetizaram e caracterizaram nanopartículas de vidro bioativo/nanocompósitos de poliuretano para aplicações de engenharia de tecidos. Os materiais apresentaram boa viabilidade celular e formação de camada de HA após imersão em um fluido corporal simulado.

Marelli et al. 2011[19] desenvolveram estruturas compósitas de colagénio nanofibrilar com nanopartículas de vidro bioativo para utilização na engenharia do tecido ósseo.

Tabela 1. Lista de nanomateriais para regeneração na engenharia de tecidos periodontais

Author and year	Materials		Applications
Nishida et al; 2016[20]	GO scaffolds	graphene-based nanomaterials	Promoted cellular ingrowth behavior and the formation of dog bone defect
Zarei et al; 2020[21]	PHB/1%CNTs Scaffolds		Enhanced attachment and proliferation of the PDLSCs
Park et al; 2021[22]	PCL -GO Composites		Promoted the proliferation of 6hPDLSCs moderately, favored the differentiation of osteogenic
Li et al; 2022[23]	PGO/HA-AG Scaffolds		Induced alveolar bone regeneration inbone defects of diabetic rat periodontitis models
Yassin et al; 2017[24]	Poly (LLA-co-CL)/nDPs scaffolds		Enhanced seeding efficiency of 8 BMSCs
Zhou et al; 2018[25]	Human β-defensin3 AuNPs	Metallic NPs	Promoted the osteogenic differentiation of hPDLCs in inflammatory

			microenvironm ents
Silva et al; 2020[26]	PCL or PCL/gelatin-nCaOmatrices		Increased the viability and osteogenic differentiation of osteoprecursor cell facilitated osteogenic differentiation into hPDLCs and regenerating alveolar bones and periodontal ligaments in rat periodontal-defect models
Burdusel et al; 2022[27]	L/D-cysteine anchored AuNPs		

PHB/CNTs, poli (3-hidroxibutirato)/1% de nanotubos de carbono; PDLSCs, células estaminais do ligamento periodontal; GO, óxido de grafeno; PGO/PHA-AG, óxido de grafeno mediado por polidopamina/nanopartículas de hidroxiapatite alginato/gelatina; PCL, poli-caprolactona; hPDLSCs, células estaminais do ligamento periodontal humano; LLA-coCL/nDPs, partículas de l-lactida-co-ε- caprolactona/nanodiamante; BMSCs, células estaminais mesenquimais; AuNPs, nanopartículas de ouro; hPDLCs, células do ligamento periodontal humano

<u>**REFERÊNCIAS:**</u>

1. Kriparamanan R, Aswath P, Zhou A, Tang L, Nguyen KT. Nanotopography: cellular responses to nanostructured materials (Nanotopografia: respostas celulares a materiais nanoestruturados). Journal of nanoscience and nanotechnology. 2006 Jul 1;6(7):1905-19.

2. Srisuwan T, Tilkorn DJ, Wilson JL, Morrison WA, Messer HM, Thompson EW, Abberton KM. Aspectos moleculares da engenharia de tecidos no domínio dentário. Periodontologia 2000. 2006 Jun;41(1):88-108.

3. Zhang Q, Mochalin VN, Neitzel I, Hazeli K, Niu J, Kontsos A, Zhou JG, Lelkes PI, Gogotsi Y. Propriedades mecânicas e biomineralização de compósitos multifuncionais de nanodiamante-PLLA para engenharia de tecido ósseo. Biomaterials. 2012 Jul 1;33(20):5067-75.

4. Nejati E, Mirzadeh H, Zandi M. Síntese e caraterização de suportes compostos de varetas de nanohidroxiapatite/ácido poli (l-láctido) para a engenharia do tecido ósseo. Compósitos Parte A: Ciência Aplicada e Fabrico. 2008 Oct 1;39(10):1589-96.

5. Chitsazi MT, Shirmohammadi A, Faramarzie M, Pourabbas R, Rostamzadeh AN. Uma comparação clínica entre a hidroxiapatite nanocristalina (Ostim) e o enxerto ósseo autógeno no tratamento de defeitos intra-ósseos periodontais. Med Oral Patol Oral Cir Bucal. 2011 May 1;16(3):e448-53.

6. Vano M, Derchi G, Barone A, Covani U. Eficácia da pasta de dentes de nanohidroxiapatite na redução da hipersensibilidade da dentina:

um ensaio controlado aleatório em dupla ocultação. Quintessence international. 2014 Sep 1;45(8).

7. Hoppe A, Sarker B, Detsch R, Hild N, Mohn D, Stark WJ, Boccaccini AR. Reatividade in vitro de nanopartículas de vidro bioativo contendo Sr (tipo 1393). Journal of Non-Crystalline Solids. 2014 Mar 1;387:41-6.

8. Brunner TJ, Grass RN, Stark WJ. Nanopós de vidro e biovidro por síntese de chama. Chemical Communications. 2006(13):1384-6.

9. Bogush GH, Zukoski Iv CF. Estudos da cinética da precipitação de partículas uniformes de sílica através da hidrólise e condensação de alcóxidos de silício. Journal of colloid and interface science. 1991 Mar 1;142(1):1-8.

1 0.Stober W, Fink A, Bohn E. Controlled growth of monodisperse silica spheres in the micron size range. Journal of colloid and interface science. 1968 Jan 1;26(1):62-9.

11. Hong Z, Reis RL, Mano JF. Preparação e caraterização in vitro de novas nanopartículas de vitrocerâmica bioactiva. Journal of Biomedical Materials Research Part A: An Official Journal of The Society for Biomaterials, The Japanese Society for Biomaterials, The Australian Society for Biomaterials and the Korean Society for Biomaterials. 2009 Feb;88(2):304-13.

12. Chen X, Lei B, Wang Y, Zhao N. Controlo morfológico e bioatividade in vitro de vidros bioactivos em nanoescala. Journal of Non-Crystalline Solids. 2009 May 15;355(13):791-6.

13. Wang J, Chen Y, Li J, Chen Z, Fan M, Lin F, **e Y. Polissacáridos electrospun para engenharia de tecidos periodontais: Uma revisão

dos avanços recentes e perspectivas futuras. Anais de Engenharia Biomédica. 2022 Jul;50(7):769-93.

14. Carvalho SM, Moreira CD, Oliveira AC, Oliveira AA, Lemos EM, Pereira MM. Nanopartículas de vidro bioativo para regeneração periodontal e aplicações em odontologia. InNanobiomateriais em odontologia clínica 2019 Jan 1 (pp. 351-383). Elsevier.

15. Webster TJ, Ergun C, Doremus RH, Siegel RW, Bizios R. Enhanced osteoclast-like cell functions on nanophase ceramics. Biomaterials. 2001 Jun 1;22(11):1327-33.

16. Vollenweider M, Brunner TJ, Knecht S, Grass RN, Zehnder M, Imfeld T, Stark WJ. Remineralização da dentina humana utilizando partículas de vidro bioativo ultrafinas. Ata biomaterialia. 2007 Nov 1;3(6):936-43.

17. El-Kady AM, Ali AF, Farag MM. Desenvolvimento, caraterização e estudos de bioatividade in vitro de scaffolds de nanocompósitos de vidro/polietileno (L-lactido) bioactivos sol-gel. Ciência e Engenharia de Materiais: C. 2010 Jan 1;30(1):120-31.

18. A.R. Agda, Oliveira. Filmes e espumas compósitos de poliuretano biodegradável e nanopartículas de vidro bioativo (TeseZDissertação), UFMG,2011, pp. 97-133.

19. Marelli B, Ghezzi CE, Mohn D, Stark WJ, Barralet JE, Boccaccini AR, Nazhat SN. Accelerated mineralization of dense collagen-nano bioactive glass hybrid gels increases scaffold stiffness and regulates osteoblastic function. Biomaterials. 2011 Dec 1;32(34):8915-26.

20. Nishida E, Miyaji H, Kato A, Takita H, Iwanaga T, Momose T, Ogawa K, Murakami S, Sugaya T, Kawanami M. Graphene oxide

scaffold accelerates cellular proliferative response and alveolar bone healing of tooth extraction socket. Revista internacional de nanomedicina. 2016 May 24:2265-77.

21. Zarei M, Karbasi S, Aslani FS, Zare S, Koohi-Hosseinabad O, Tanideh N. Avaliação in vitro e in vivo de scaffolds de poli (3-hidroxibutirato)/nanotubos de carbono electrospun para a engenharia de tecidos do ligamento periodontal. Jornal de Medicina Dentária. 2020 Mar;21(1):18.

22. Park J, Park S, Kim JE, Jang KJ, Seonwoo H, Chung JH. Aumento da diferenciação osteogénica das células estaminais do ligamento periodontal utilizando um suporte de poli (ε-caprolactona) revestido com óxido de grafeno. Polímeros. 2021 Mar 5;13(5):797.

23. Li X, Liang X, Wang Y, Wang D, Teng M, Xu H, Zhao B, Han L. Graphene-based nanomaterials for dental applications: principles, current advances, and future outlook. Frontiers in Bioengineering and Biotechnology. 2022 Mar 10;10:804201.

24. Yassin MA, Mustafa K, **ng Z, Sun Y, Fasmer KE, Waag T, Krueger A, Steinmüller-Nethl D, Finne-Wistrand A, Leknes KN. Um suporte de copolímero funcionalizado com partículas de nanodiamante melhora a atividade metabólica osteogénica e a regeneração óssea. Macromolecular bioscience. 2017 Jun;17(6):1600427.

25. Zhou J, Zhang Y, Li L, Fu H, Yang W, Yan F. Nanopartículas de ouro combinadas com β-defensina humana 3 para melhorar a diferenciação osteogénica das células do ligamento periodontal humano em microambientes inflamatórios. Revista Internacional de

Nanomedicina. 2018 Jan 26:555-67.

26. Silva C, Bobillier F, Canales D, Antonella Sepúlveda F, Cament A, Amigo N, Rivas LM, Ulloa MT, Reyes P, Ortiz JA, Gómez T. Compósitos mecânicos e antimicrobianos de polietileno com nanopartículas de CaO. Polímeros. 2020 Sep 18;12(9):2132.

27. Burdusel AC, Gherasim O, Andronescu E, Grumezescu AM, Ficai A. Inorganic nanoparticles in bone healing applications. Pharmaceutics. 2022 Mar 31;14(4):770.

Capítulo 9 : APLICAÇÃO DE NANOMATERIAIS NA REGENERAÇÃO PERIODONTAL

A nanotecnologia tem por objetivo emular o osso para aplicações dentárias e, mais particularmente, para o desenvolvimento de nanobone. Os nanocristais apresentam uma microestrutura solta, com nanoporos situados entre os cristais. As superfícies dos poros são modificadas de modo a adsorverem proteínas, devido à adição de moléculas de sílica. Os defeitos ósseos podem ser tratados utilizando estas nanopartículas de hidroxiapatite. Estas podem ser utilizadas em defeitos ósseos em cirurgias periodontais. A nanohidroxiapatite (nHA) é mais biodegradável e altamente biocompatível em comparação com a hidroxiapatite. O material também se adapta bem às caraterísticas de tamanho e forma dos ossos saudáveis[1] .

Schepers et al. 1991[2] também demonstraram que as partículas de vidro bioativo têm a propriedade de estimular a formação de tecido ósseo no tratamento de lesões ósseas criadas cirurgicamente nos maxilares de cães.

Webster, em 1999[3] , mostrou que, devido ao aumento da ligação celular inicial, os iões de cálcio ajudam na diferenciação dos osteoblastos. A degradação da nHA altera o metabolismo Ca/P e ativa os osteoblastos através de um canal de iões Ca específico. O aumento da fixação dos osteoblastos leva a uma maior libertação de Ca do que o convencional.

Nasser et al; 2008[4] indicam o vidro como um material de fácil manuseamento e com excelente bioatividade e biocompatibilidade. Estudos histológicos mostram que a utilização de vidros bioactivos pode induzir a formação de novo cemento.

Chitsazi MT et al 20115 avaliaram a eficácia do enxerto ósseo autógeno e da hidroxiapatite nanocristalina no tratamento de defeitos periodontais intra-ósseos humanos. A reabsorção completa da nanohidroxiapatite ocorreu após 12 semanas. Os defeitos ósseos em cirurgias periodontais podem ser tratados através da utilização de nanopartículas de HA.

Abou Neel et al; 20156 descreveram que as recentes inovações nanotecnológicas estão a proporcionar cada vez mais uma solução adequada para o tratamento da doença periodontal.

<u>Regeneração do osso alveolar</u>

s nanomateriais aplicados na regeneração do osso alveolar estão listados na **Tabela:1**

Author and year	Type of study	Nanomaterials	Outcome
Zhou et al.,2017[7]	In vitro – hPDLCs In vivo - Beagle model of mandibular furcation defect	Electros pun fish collagen/ bioactive glass/chi tosan (Col/BG /CS)	Enhance the cell viability and osteogenic gene expression, increase the expression of RUNX-2 and OPN protein, and promote bone regeneration

Abdel-Fattahet al., 2017[8]	In vitro - Wish normal cells, hepatocellular carcinoma and breast cancer celllines In vivo - Mongreldog model of mandible bone defects	Nano β-tricalcium phosphate/chitosan /glycerophosphate/ glyoxal hydrogel	Promote new bone in infected teeth
Ho et al., 2017[9]	In vitro - MSCs lineIn vivo - Murine model of dentoalveolar defect	Poly(L-lactide-co-D,L-lactide) encapsulating platelet-derived growthfactor or metronidazole	Show high biocompatibility, facilitate wound healing and enhance alveolar ridge regeneration
Manju et al.,2018[10]	In vitro – N/A In vivo - Rabbit model of criticalalveolar defects	silica coated nanoHA-gelatin reinforced with electrospun poly (L-lactic acid) fibres	Promote bone formation in load bearing mandibular region
Boda et al., 2019[11]	In vitro -Murine fibroblasts In vivo - Rat model of critical maxillary alveolar bone defect	PLGA-collagen-gelatin	Reveal ~3 times greater new bone volume and bone mineral density compared to the unfilled control defects over 4 weeks

Fang et al., 2019[12]	In vitro - HumanMSCs In vivo - Rat model of mandible alveolarbone defect	Gelatin/nano-HA microsphere embedded with stromal cell-derived factor-1	Enhance the alveolar bone regeneration
Xue et al., 2019[13]	In vitro – hPDLCsIn vivo - Rabbit model of mandiblebone defects	PLGA nanoparticles, CS nanoparticles and silver nanoparticles	Have an optimal proportion, show no cytotoxicity and contribute to cell mineralization.
Liu et al., 2020[14]	In vitro - Beagle PDLCs and bone marrow stem cells(BMSCs) In vivo - Beagle model of mandibleclass II furcation defect	SP600125, bone morphogenic protein 2 (BMP-2)	Suppress the expression of pro-inflammatory factors and recover bone defects covering the periodontitis site within 2 month
Li et al., 2021[15]	In vitro – hPDLCs In vivo - Rat modelof ligature-inducedperiodontitis	Gold nanoparticles, adenovirus-mediated human β-defensin 3 gene	Promote hPDLCs osteogenic differentiation and periodontal regeneration, via thep38 MAPK pathway
Li et al., 2023[16]	In vitro - N/A In vivo - Mini-pigmodel of bone defect	Ferroelectric BaTiO3/poly (vinylidene fluoride-trifluoroethy	Prevent the vertical and horizontal dimension resorption of the alveolar ridge,

		lene)	promotebuccal alveolar bone regeneration and maturation

<u>**Regeneração do PDL, do cemento e do complexo periodontal**</u>

Os nanomateriais aplicados na regeneração de PDL, cemento e complexo periodontal estão listados na **Tabela 2:**

Author and year	Type of study	Nanomaterials	Outcomes
El-Sayed et al.,2020[17]	In vitro – N/A Invivo - Rat model of maxillary periodontal defects	Self-assembling peptide (SAP; P11-4)	Increase functional PDL length and reduce epithelial down growth after 4weeks, with a significant increase in osteocalcin and OPG and higher OPG/RANKL ratio
Zhang et al.,2021[18]	In vitro - Human periodontal ligament cells (PDLCs) In vivo - Rat modelof mandible periodontal fenestration Defect	L/D-cysteine-anchored AuNPs	Show a better performance in cellular internalization, autophagy regulation, osteogenic differentiation and periodontal tissue regeneration
Mansour et al.,2022[19]	In vitro - Dog adipose-derived MSCs In vivo - Dog model of class II furcation defects	Polycaprolactone(PCL), cross- linked alginate, nano-HA (HA)	Yield periodontal wound healing, type I collagen of newly formed bone and PDL,and enhance the expression of VEGF and osteopontin

Tabela 3: Nanomateriais utilizados para a regeneração do osso alveolar e do PDL

Author and year	Type of study	Nanomaterials	Outcomes
Yan et al., 2022[20]	In vitro - Human dental pulp stem cells(DPSCs) In vivo - Nude mice, rat model of mandible periodontal defect, mini-swine model of mandible periodontal defect	Chitosan, type I collagen,Poly (ethylene oxide), (Arg-Gly-Asp) peptide, acetic acid solution, HA nanoparticles	Facilitate the regeneration of dentin, cementum and alveolar bone

Author and year	Type of study	Nanomaterials	Outcomes
Sowmya etal., *2017*[21]	In vitro - Human dental follicle stem cells In vivo - Rabbit model of maxillary periodontal defects	chitin–PLGA/nBGC/CEMP1, chitin–PLGA/FGF2and chitin–PLGA/nBGC/PRP	Achieve simultaneous and complete periodontal regeneration
Park et al., *2017*[22]	In vitro - Cementoblasts andMC3T3-E1 In vivo - Beagle model of mandible Class II furcation defect	ε-aminocaproic acid- releasing chitosan particles-incorporated fibrin	Promote alveolar bone and cementum formation, develop structural integrations of the cementum-PDL-bone complex by the Sharpey's fiber insertion
Ni et al., *2019*[23]	In vitro - hPDLCs andhuman macrophages In vivo - Rat models of both fenestration and ligature-induced periodontitis	Gold nanoparticles	Increase newly formed periodontal attachment, bone and cementum in periodontal defect with less tissue breakdown in periodontitis
Huang et al., *2020*[24]	In vitro – MSCs In vivo - Beagle model of mandibular periodontal intrabony defect	Enamel matrix derivatives and bone morphogenetic protein-2 loaded biphasic cryogel scaffold	Have potential for the reconstruction of alveolar ridge, PDL and cementum

Jiang et al.,2021[25]	In vitro - decellularized hPDLC sheets In vivo - Rat model ofmandible periodontal fenestration defect	15-deoxy-Δ12,14-prostaglandin J2, PCL/GE	Form new bone, cementum and PDL
Shang et al.,2021[26]	In vitro – hPDLSCs In vivo - Rat model of mandibular buccal bone defect	Dimethyloxalylglycine,nanosilicate, PLGA	Promote the recruitment of CD90+/CD34– stromal cells, induce angiogenesis and osteogenesis and regenerate cementum-ligament-bone complex
Yu et al., 2021[27]	In vitro – hPDLSCs In vivo - Rat model of complete periodontal defect model	Intrafibrillarly mineralized collagen and unmineralized parallel-aligned fibrils	Reconstruct native periodontium with the insertion of PDL fibers into newly formed cementum and alveolar bone by recruiting host MSCs

<u>**Nanomateriais utilizados na regeneração do complexo ligamento-osso do cemento**</u>

Tabela 5. Lista de polímeros e biocerâmicas selecionados em nanofibras para regeneração periodontal.

Author and year		Merits	Applications
	Natural polymers		
Duruel et al; 2017[28]	Alginates	biocompatible, hydrophilic, non-immunogenic,cost-effective	Alginates particles in hybrid scaffolds provided an early release of IGF-1 and BMP-6.5 RGD-modified alginate scaffold enhanced MSC viability and osteogenic differentiation.
Shen, R etal; 2018[29]	Chitosan (CS)	biodegradable, biocompatible, nontoxic, biologically renewable, bacteriostatic	Chitosan-based scaffold promoted human gingival fibroblasts and osteoblasts metabolism and mineralization. Chitosan NPs promoted the osteogenic differentiation of 1 BMSCs.
Gao et al; 2018[30]	Structure protein	great biological properties like biocompatibility, resorbability, enhancing cell	TSF enhanced the mesenchymal stem cell differentiation toward

			adhesion	osteoblasts. Core-shell nanofibers utilizing zein prolonged metronidazole release.
De Oliveira Barud et al;2020[31]	Bacterial cellulose (BC)	biocompatibility,low cost, ease of processing, ideal mechanical properties like high tensile strength	The non-resorbable BC membrane helped the closure of the class II furcation lesions in humans.The commercial BC membrane ledto sufficient2 GTR outcomes in human periodontal defects.
Dieterle etal; 2022[32]	Gelatin (GEL)	ideal biocompatibility, low immunogenicity	GEL possessed bio-signal groups to enhance the proliferation of 4 hPDLSCs. The incorporation of GEL into nanofibrous membranes increased the osteogenic capability of preosteoblasts.
	Synthetic polymers		
Masoudi Rad etal; 2017[33]	Poly-caprolactone(PCL)	enhanced mechanical properties,	The hybrid PCL scaffolds promoted PDLC differentiation and periostin

		proper degradation kinetics with morphological characteristics	expression. The electrospun PCL membranes presented a controlled release profile of the active compounds induced fibroblast formation.
Wu et al; 2018[34]	Polylactic acid(PLA)	high mechanical strength	The nHA/Collagen/PLA scaffolds promoted 6 hAMSCs seeding, proliferation, and osteogenic differentiation. Pure PLA nanofibers scaffolds facilitated BMSCs proliferation.
Shang et al; 2021[35]	Poly (lactic acid-co-glycolic acid) (PLGA)	biocompatible, biodegradable	The PLGA particles in hybrid scaffolds provideda lasting release of IGF-1and BMP-6.The 7 DMOG/nSi-PLGA fibrous compounds enhanced and orchestrated osteogenesis-angiogenesis.
	Bioceramics		
Feng et al; 2021[36]	Hydroxyapatite(HA)	Bioactive, biocompatible,excellent mechanical properties	HA-based coil scaffolds promoted angiogenesis and osteogenesis in rat and rabbit critical-sized bone defection. The magnesium-doped and the bromelain-functionalized HA-based scaffold regenerated periodontal tissue in vivo in a Wistar rat model.

Wang et al; 2022[37]	Bioactive glass(BG)	facilitate growthfactor production, gene expression, the proliferation of osteoblasts, and reconstruction ofbone tissue	The nBG in the PCL composite scaffold enhanced the adhesion, and proliferationof hPDLCs. The fish collagen/bioactive glass/chitosan nano-composite scaffold promoted the formation of new bone and light inflammation occurred in the beagle dog's periodontal defect model.

BMSCs, células estaminais da medula óssea; GTR, engenharia de tecidos guiada; TSF, fibroína de seda de tussah; hPDLSCs, células estaminais do ligamento periodontal humano; RGD, tripeptídeo de arginina-glicina-ácido aspártico; hAMSCs, células estaminais mesenquimais do âmnio humano; DMOG, dimetiloxalilglicina.

Tabela 6. Lista de NPs metálicas como agentes antimicrobianos na regeneração periodontal.

Author and year		Materials	Applications
Shao et al; 2017[38]	Ag	chitosan-AgNPs AgNPs synthesizedwith an appropriated capping agent AgNPs The PP-pDA-COL-Ag scaffold	Inhibited the growth of Porphyromonas gingivalis and Fusobacterium nucleatum related to dose promoted gram-negative bacterial inhibition Possessed an anti- inflammatory effect by modulating inflammatory cytokines and regenerating growth factors Promoted alveolar bone regeneration and accelerated periodontitis treatment in a mouse periodontitis model
Augustine et al;2019[39]	TiO2	P(VDF-TrFE)-TiO2 nanowires	Increased fibroblasts and osteoblasts adhesion and proliferation
Prado-Prone et al;2020[40]	ZnO	chitin hydrogel-ZnO PCL/GEL-ZnO	Exhibited osteogenesis promotion both in vitro and rat periodontal defect model in vivo Decreased the number of planktonic and the formation ofthe Staphylococcus aureus biofilm

Woo et al; 2021[41]	MgO	HA/2 PLLA-nMgO PLA/gelatin-nMgO	Enhanced osteoblast adhesion and proliferation.Guided periodontal tissue regeneration in rat periodontal defect models

PP-pDA-COL-Ag, PLGA/PCL-polidopamina-colagénio-Ag; PLLA, poli (ácido l-lático); PLA, poli-caprolactona; P(VDF-TrFE), poli(fluoreto de vinilideno-trifluoroetileno).

Denominações comerciais

- OSTIM (Oscartis GmbH,Obernburg-Alemanha)HA

- NanoOSSTM (Angstrom Medica,EUA)HA

- VITOSSO (Orthovita,Inc.,Great Valley Parkway Malvern USA)HA+TCP

REFERÊNCIAS:

1. Mudda, D.A., Wagh, D.P., Patil, D.A., Patel, D., & Bhargavi, D. Small Things Have a Big Impact-Nanotechnology in Periodontics. 2017

2. Schepers E, Clercq MD, Ducheyne P, Kempeneers R. Material de partículas de vidro bioativo como material de enchimento para lesões ósseas. Jornal de reabilitação oral. 1991 Sep;18(5):439-52.

3. Murugan R, Ramakrishna S. Pasta óssea composta bioreabsorvível utilizando nano-hidroxiapatite à base de polissacáridos. Biomaterials. 2004 Aug 1;25(17):3829-35.

4. Nasser Neto, T.M. Deliberador, C.L.M. Storrer, A.M. Sousa, E.A. Campos, T.R. Lopes, O uso do vidro bioativo na terapia periodontal regenerativa - revisão da literatura, RSBO 2008;5(2):82-9.

5. Chitsazi MT, Shirmohammadi A, Faramarzie M, Pourabbas R, Rostamzadeh AN. Comparação clínica entre a hidroxiapatita nanocristalina (Ostim) e o enxerto ósseo autógeno no tratamento de defeitos intra-ósseos periodontais. Med Oral Patol Oral Cir Bucal. 2011 May 1;16(3):e448-53.

6. Abou Neel EA, Bozec L, Perez RA, Kim HW, Knowles JC. Nanotecnologia em medicina dentária: prevenção, diagnóstico e terapia. Revista internacional de nanomedicina. 2015 Oct 8:6371-94.

7. Zhou T, Liu X, Sui B, Liu C, Mo X, Sun J. Desenvolvimento de nanofibras compósitas de colagénio de peixe/vidro

bioativo/quitosano como membrana GTR/GBR para induzir a regeneração dos tecidos periodontais. Biomedical Materials. 2017 Sep 13;12(5):055004.

8. Abdel-Fattah WI, El Ashry SH, Ali GW, Hamid MA, El-Din AG, El-Ashry

B. Regeneração de lesões periapicais após tratamento endodôntico e cirurgias periapicais em animais experimentais utilizando hidrogel termo-responsivo de nano-β-fosfato tricálcico/quitosano: uma prova de conceito. Biomedical Materials. 2017 Jul 5;12(4):045007.

9. Ho MH, Chang HC, Chang YC, Claudia J, Lin TC, Chang PC. Camadas funcionais nanofibrosas encapsuladas em PDGF-metronidazol sobre membrana de colagénio promovem a regeneração do rebordo alveolar. Revista internacional de nanomedicina. 2017 Aug 2:5525-35.

10.Manju V, Anitha A, Menon D, Iyer S, Nair SV, Nair MB. Scaffolds compósitos de HA-gelatina reforçados com fios nanofibrosos promovem a formação óssea em defeitos alveolares de tamanho crítico em modelo de coelho. Materiais Biomédicos. 2018 Oct 1;13(6):065011.

11.Boda SK, Almoshari Y, Wang H, Wang X, Reinhardt RA, Duan B, Wang D, **e J. Segmentos de nanofibras mineralizadas associados a péptidos BMP-2 de ligação ao cálcio para regeneração do osso alveolar. Ata Biomaterialia. 2019 Feb 1;85:282-93.

12.Fang CH, Lin YW, Lin FH, Sun JS, Chao YH, Lin HY, Chang ZC. Síntese biomimética de compósitos de hidroxiapatite nanocristalina: Potencial terapêutico e efeitos na regeneração óssea. Revista internacional de ciências moleculares. 2019 Nov 28;20(23):6002.

13. Xue Y, Hong X, Gao J, Shen R, Ye Z. Preparação e caraterização biológica da mistura de nanopartículas de poli (ácido lático-co-glicólico)/quitosano/Ag para engenharia de tecidos periodontais. Revista internacional de nanomedicina. 2019 Jan 11:483-98.

14. Liu X, Zhang W, Wang Y, Chen Y, **e J, Su J, Huang C. Tratamento de um passo da periodontite com base numa membrana de micelas em nanofibras com libertação de fármaco programada no tempo. Jornal de libertação controlada. 2020 Abr 10;320:201-13.

15. Li L, Zhang Y, Wang M, Zhou J, Zhang Q, Yang W, Li Y, Yan F. As nanopartículas de ouro combinadas com células do ligamento periodontal humano modificadas pelo gene da β-defensina 3 aliviam a destruição periodontal através da via p38 MAPK. Fronteiras em Bioengenharia e Biotecnologia. 2021 Jan 28;9:631191.

16. Li Y, Meng Y, Bai Y, Wang Y, Wang J, Heng B, Wei J, Jiang X, Gao M, Zheng X, Zhang X. Restaurar o microambiente elétrico utilizando membranas de nanocompósitos ferroeléctricos para melhorar a regeneração do rebordo alveolar num modelo pré-clínico de mini-porco. Journal of Materials Chemistry B. 2023;11(5):985-97.

17. El-Sayed B, Davies RP, El-Zehery RR, Ibrahim FM, Grawish ME, Kirkham J, El-Gendy R. Um modelo de defeito intra-oral in-vivo para avaliar a utilização do péptido de auto-montagem P11-4 na regeneração periodontal. Fronteiras em Bioengenharia e Biotecnologia. 2020 Sep 23;8:559494.

18. Zhang S, Zhou H, Kong N, Wang Z, Fu H, Zhang Y, **ao Y, Yang

W, Yan F. Nanopartículas de ouro quiral modificadas com L-cisteína promovem a regeneração dos tecidos periodontais. Materiais Bioactivos. 2021 Oct 1;6(10):3288-99.

19. Mansour AM, Yahia S, Elsayed HR, El-Attar SA, Grawish ME, El-Hawary YM, El-Sherbiny IM. Eficácia da estrutura nanofibrosa biocompatível de trilhas com/sem células estaminais alogénicas derivadas de tecido adiposo nos defeitos de furca de classe II do modelo de cães. Investigações clínicas orais. 2022 Mar 1:17.

20. Yan N, Hu B, Xu J, Cai R, Liu Z, Fu D, Huo B, Liu Z, Zhao Y, Chen C, Xu W. Stem cell Janus patch for periodontal regeneration. Nano Today. 2022 Feb 1;42:101336.

2 1. Sowmya S, Mony U, Jayachandran P, Reshma S, Kumar RA, Arzate H, Nair SV, Jayakumar R. Scaffold de hidrogel nanocompósito de três camadas para a regeneração simultânea de cemento, ligamento periodontal e osso alveolar. Materiais avançados para cuidados de saúde. 2017 Abr;6(7):1601251.

22. Park CH, Oh JH, Jung HM, Choi Y, Rahman SU, Kim S, Kim TI, Shin HI, Lee YS, Frank HY, Baek JH. Efeitos da incorporação de partículas de ácido ε-aminocapróico/quitosano à fibrina na diferenciação de cementoblastos e

regeneração do cemento. Ata biomaterialia. 2017 Oct 1;61:134-43.

23. Ni C, Zhou J, Kong N, Bian T, Zhang Y, Huang X, **ao Y, Yang W, Yan F. As nanopartículas de ouro modulam a interação entre macrófagos e células do ligamento periodontal para o tratamento da periodontite. Biomaterials. 2019 Jun 1;206:115-32.

24. Huang RY, Tai WC, Ho MH, Chang PC. Combinação de um

scaffold de criogel bifásico auxiliado por biomoléculas com uma membrana de barreira aderente a nanofibras encapsuladas em PDGF para promover a regeneração periodontal. Jornal de pesquisa periodontal. 2020 Aug;55(4):529-38.

25. Jiang Y, Liu JM, Huang JP, Lu KX, Sun WL, Tan JY, Li BX, Chen LL, Wu YM. Potencial de regeneração de folhas de células do ligamento periodontal descelularizadas combinadas com nanopartículas de 15-deoxi-Δ12, 14-prostaglandina J2 num defeito periodontal de rato. Biomedical Materials. 2021 Apr 2;16(4):045008.

26. Shang L, Liu Z, Ma B, Shao J, Wang B, Ma C, Ge S. Dimethyloxallyl glycine/nanosilicates-loaded osteogenic/angiogenic difunctional fibrous structure for functional periodontal tissue regeneration. Materiais Bioactivos. 2021 Abr 1;6(4):1175-88.

27. Yu M, Luo D, Qiao J, Guo J, He D, ** S, Tang L, Wang Y, Shi X, Mao J, Cui S. Uma arquitetura de bicamada hierárquica para regeneração de tecidos complexos. Materiais bioactivos. 2022 Apr 1;10:93-106.

28. Duruel T, Çakmak AS, Akman A, Nohutcu RM, Gumusderelioglu M. Sequential IGF-1 and BMP-6 releasing chitosan/alginate/PLGA hybrid scaffolds for periodontal regeneration. Revista internacional de macromoléculas biológicas. 2017 Nov 1;104:232-41.

2 9. Shen R, Xu W, Xue Y, Chen L, Ye H, Zhong E, Ye Z, Gao J, Yan Y. A utilização de nanofibras de quitosano/PLA por electrospinning em emulsão para a engenharia de tecidos periodontais. Células

artificiais, nanomedicina e biotecnologia. 2018 Nov 5;46(sup2):419-30.

30. Gao Y, Shao W, Qian W, He J, Zhou Y, Qi K, Wang L, Cui S, Wang R.

Tecido de nanofibras de poli (ácido l-lático-co-glicólico) -fibra de seda de tussah biomineralizado com arquitetura hierárquica como suporte para engenharia de tecido ósseo. Ciência e Engenharia de Materiais: C. 2018 Mar 1;84:195-207.

31. de Oliveira Barud HG, da Silva RR, Borges MA, Castro GR, Ribeiro SJ, da Silva Barud H. Nanocelulose bacteriana na odontologia: perspectivas e desafios. Moléculas. 2021 Jan;26(1):49.

32. Dieterle MP, Steinberg T, Tomakidi P, Nohava J, Vach K, Schulz SD, Hellwig E, Proksch S. Novel In Situ-Cross-Linked Electrospun Gelatin/Hydroxyapatite Nonwoven Scaffolds Prove Suitable for Periodontal Tissue Engineering. Pharmaceutics. 2022 Jun 16;14(6):1286.

33. Rad MM, Khorasani SN, Ghasemi-Mobarakeh L, Prabhakaran MP, Foroughi MR, Kharaziha M, Saadatkish N, Ramakrishna S. Fabrico e caraterização de membrana nanofibrosa de duas camadas para aplicação em regeneração guiada de ossos e tecidos. Ciência e Engenharia de Materiais: C. 2017 Nov 1;80:75-87.

34. Wu S, **ao Z, Song J, Li M, Li W. A avaliação da BMP-2 melhora a diferenciação osteoblástica das células estaminais mesenquimais do âmnio humano semeadas em nano-hidroxiapatite/colagénio/poli (l-lactido). Revista internacional de ciências moleculares. 2018 Jul 25;19(8):2171.

3 5.Shang L, Liu Z, Ma B, Shao J, Wang B, Ma C, Ge S. Dimethyloxallyl glycine/nanosilicates-loaded osteogenic/angiogenic difunctional fibrous structure for functional periodontal tissue regeneration. Materiais Bioactivos. 2021 Abr 1;6(4):1175-88.

36.Feng C, Xue J, Yu X, Zhai D, Lin R, Zhang M, **a L, Wang X, Yao Q, Chang J, Wu C. Scaffolds baseados em hidroxiapatita co-inspirados para regeneração óssea vascularizada. Ata Biomaterialia. 2021 Jan 1;119:419-31.

37.Wang J, Chen Y, Li J, Chen Z, Fan M, Lin F, **e Y. Polissacáridos electrospun para engenharia de tecidos periodontais: Uma revisão dos avanços recentes e perspectivas futuras. Anais de Engenharia Biomédica. 2022 Jul;50(7):769-93.

38. Shao J, Yu N, Kolwijck E, Wang B, Tan KW, Jansen JA, Walboomers XF, Yang F. Biological evaluation of silver nanoparticles incorporated into chitosan-based membranes. Nanomedicina. 2017 Nov;12(22):2771- 85.

39.Augustine A, Augustine R, Hasan A, Raghuveeran V, Rouxel D, Kalarikkal N, Thomas S. Development of titanium dioxide nanowire incorporated poly (vinylidene fluoride-trifluoroethylene) scaffolds for bone tissue engineering applications (Desenvolvimento de andaimes de poli (fluoreto de vinilideno-trifluoroetileno) incorporados em nanofios de dióxido de titânio para aplicações de engenharia de tecidos ósseos). Jornal de Ciência dos Materiais: Materiais em Medicina. 2019 Ago;30:1-3.

40. Prado-Prone G, Silva-Bermudez P, Bazzar M, Focarete ML, Rodil SE, Vidal-Gutiérrez X, Garcia-Macedo JA, García-Pérez VI, Velasquillo C, Almaguer-Flores A. Membranas compósitas antibacterianas de policaprolactona/gelatina carregadas com nanopartículas de óxido de zinco para regeneração guiada de tecidos. Materiais Biomédicos. 2020 Mar 4;15(3):035006.

41. Woo HN, Cho YJ, Tarafder S, Lee CH. Os recentes avanços em scaffolds para regeneração periodontal integrada. Materiais bioactivos. 2021 Oct 1;6(10):3328-42.

Capítulo 10: ACTIVIDADE ANTIMICROBIANA DOS NANOMATERIAIS

A nanotecnologia tem sido utilizada para estudar a dinâmica do processo de desmineralização e mineralização na cárie dentária através da utilização da microscopia de força atómica. Detecta a desmineralização induzida por bactérias a nível ultra-estrutural.

As nanopartículas são capazes de se fixar e penetrar nas paredes celulares de bactérias Gram-positivas e Gram-negativas, o que perturba a função celular através da libertação de iões relacionados. Por conseguinte, as NPs são vantajosas para a prevenção e o tratamento de doenças causadas por microrganismos resistentes aos medicamentos e para a inibição da formação de biofilmes.

Os mecanismos antibacterianos são descritos da seguinte forma[1] :

(1) interagindo com a parede celular e a membrana de peptidoglicano e provocando a lise celular;

(2) interagindo com proteínas bacterianas e interrompendo a síntese proteica;

(3) interação com o ADN bacteriano (citoplasmático) e prevenção da replicação do ADN

A barreira de biofilme produzida pelas bactérias confere resistência à terapia antibiótica. Foram comunicadas as fortes capacidades das nanopartículas metálicas para se desintegrarem após uma barreira espessa de biofilme através de vários mecanismos. A forte penetração destes compostos continua a ser sempre uma caraterística útil para os empregar contra a barreira de biofilme. A aplicação combinada de diferentes antibióticos com nanopartículas de prata e também de vancomicina com prata aumentou consideravelmente a inibição do biofilme em bactérias gram-positivas e gram-negativas. Foi registado um efeito semelhante para os antibióticos em sinergia com nanopartículas de cobre e de óxido de zinco em bactérias gram-positivas e gram-negativas[2] .

Atividade antimicrobiana de nanopartículas de metais e de óxidos metálicos contra bactérias orais

Os metais e os óxidos metálicos, os nanomateriais à base de carbono e as nanoemulsões à base de tensioactivos apresentam uma excelente atividade antibacteriana. As NPs de metais e de óxidos metálicos são consideradas como candidatos promissores para ultrapassar a resistência bacteriana.

<u>Nanopartículas de prata</u>

A prata é um metal amplamente utilizado em medicina dentária, apesar das preocupações com a toxicidade. A produção global de nanopartículas de prata é cerca de 10 vezes inferior à das nanopartículas de SiO2 e ZnO, mas as suas actividades antimicrobianas são muito mais divulgadas, incluindo contra bactérias orais[3] .

Landsdown, em 20064 , descreveu que a prata resulta em mortalidade bacteriana ao ligar-se a grupos sulfidrilo de proteínas e ao ADN, afectando negativamente os processos respiratórios, a divisão celular, a síntese da parede celular, o metabolismo da purina, desestabilizando a membrana externa e esgotando os níveis intracelulares de ATP.

Pal et al., 20075 , provaram que os nanomateriais de Ag com formas (silvernanoplacas triangulares truncadas) capazes de infligir maiores lesões mecânicas às bactérias apresentam uma maior atividade biocida. A libertação de iões de prata das NPs Ag também contribui para a sua atividade microbicida.

Lu et al. 2013[6] demonstraram que a atividade antimicrobiana das NPs de Ag depende do seu tamanho. No seu estudo, a nanopartícula mais pequena, com um tamanho de 5 nm, foi mais eficaz contra todos os agentes patogénicos orais testados (A. actinomycetemcomitans, F. nuceatum, S. mitis, S. mutans e S. sanguis).

Suganya et al; 20147 descreveram que as AgNPs podiam converter o oxigénio em oxigénio ativo através da sua ação catalítica, conduzindo a danos estruturais nos microrganismos, o que é designado por "ação oligodinâmica" da Ag

Nanopartículas de óxido de zinco

As nanopartículas de óxido de zinco são uma das nanopartículas mais adequadas para a higiene oral, tal como referido por Khan et al. (2015b), com a terceira maior produção mundial de cerca de 550 toneladas por ano. As NPs de ZnO são mais baratas do que as NPs de Ag, apresentam uma excelente atividade antimicrobiana contra agentes patogénicos e são comparativamente menos tóxicas para os seres humanos do que as

NPs de CuO e Ag[8] .

Liu et al. 2009[9] demonstraram a fuga de conteúdo intracelular, a rutura da parede celular e da membrana por NPs de ZnO em E. coli utilizando microscopia eletrónica de varrimento e microscopia eletrónica de transmissão.

Xie et al., 2011[10] estudaram a alteração dos níveis de expressão dos genes envolvidos na patogénese, nas respostas ao stress oxidativo, na produção de toxinas e na motilidade após a exposição a NPs de ZnO em Campylobacter jejuni.

Nanopartículas de TiO2

As NPs de TiO2 são uma das NPs mais abundantes produzidas a nível mundial, com uma produção global estimada em 3000 toneladas por ano. De acordo com algumas estimativas, um adulto típico dos EUA já está exposto a 1 mg/kg de peso corporal por dia de titânio, uma vez que este é utilizado numa série de produtos alimentares, incluindo gomas de mascar, rebuçados e doces com o código E171.

As NPs de TiO2 demonstram uma atividade antimicrobiana significativa contra uma série de microrganismos, incluindo E. coli, S. aureus, P. aeruginosa, E. faecium, B. subtilis e Klebsiella pneumonia[11] .

Vargas-Reus et al., 2012[12] num estudo concluíram que o valor médio da CIM das NPs de TiO2 contra importantes bactérias formadoras de biofilme oral P. intermedia, P. gingivalis, F. nucleatum e A.

actinomycetemcomitans foi de 1187,5 µgZml

Nanopartículas de óxido de cobre (CuO)

Os valores de CIM do CuO (10-50 nm) contra as bactérias orais variaram entre 250-500 µgZml contra vários patogéneos orais importantes, tais como S. mutans, F. nuceatum e P. gingivalis. No que diz respeito aos mecanismos da sua atividade antimicrobiana, foi demonstrada a indução de espécies reactivas de oxigénio pelo Cu2+ libertado das CuONPs, danificando assim o ADN e induzindo mutações[13].

Ren et al., 2009[14] concluíram que o CuO apresenta uma notável atividade antimicrobiana de largo espetro contra uma série de bactérias, incluindo MRSA.

Applerot et al., 2012[15] mostraram que, para as NPs de CuO, também se argumentou que os iões Cu2+ dissolvidos das NPs de CuO têm muito pouco efeito na atividade antibacteriana das NPs.

Wahab et al., 2013[16] mostraram a inibição da respiração celular em E. coli por NPs CuO

REFERÊNCIAS:

1. Verma SK, Prabhat KC, Goyal L, Rani M, Jain A. Uma revisão crítica das implicações da nanotecnologia na prática dentária moderna. Jornal nacional de cirurgia maxilofacial. 2010 Jan 1;1(1):41-4.

2. Kavoosi F, Modaresi F, Sanaei M, Rezaei Z. Aplicações médicas e dentárias dos nanomedicamentos. Apmis. 2018 Oct;126(10):795-803.

3. Cross SE, Kreth J, Zhu L, Qi F, Pelling AE, Shi W, Gimzewski JK. Estudo de microscopia de força atómica das relações estrutura-função da bactéria formadora de biofilme Streptococcus mutans. Nanotechnology. 2006 Jan 25;17(4):S1.

4. Lansdown AB. Prata nos cuidados de saúde: efeitos antimicrobianos e segurança na utilização. Biofunctional textiles and the skin. 2006;33:17-34

5. Pal S, Tak YK, Song JM. Será que a atividade antibacteriana das nanopartículas de prata depende da forma da nanopartícula? Um estudo da bactéria gram-negativa Escherichia coli. Applied and environmental microbiology. 2007 Mar 15;73(6):1712-20.

6. Lu Z, Rong K, Li J, Yang H, Chen R. Actividades antibacterianas dependentes do tamanho das nanopartículas de prata contra bactérias patogénicas anaeróbias orais. Jornal de Ciência dos Materiais: Materiais em Medicina. 2013 Jun;24:1465-71.

7. Suganya S, Ahila SC, Kumar BM, Kumar MV. Avaliação e comparação do efeito anti-Candida da resina de polimetilmetacrilato termopolimerizável reforçada com nanopartículas de prata e resinas termopolimerizáveis convencionais: An: in vitro: study. Indian Journal of Dental Research. 2014 Mar 1;25(2):204-7.

8. Bondarenko O, Juganson K, Ivask A, Kasemets K, Mortimer M, Kahru A. Toxicidade de nanopartículas de Ag, CuO e ZnO para

organismos de teste selecionados relevantes para o ambiente e células de mamíferos in vitro: uma

revisão crítica. Arquivos de toxicologia. 2013 Jul;87:1181-200.

9. Liu YJ, He LL, Mustapha A, Li H, Hu ZQ, Lin MS. Actividades antibacterianas de nanopartículas de óxido de zinco contra Escherichia coli 0157: H7. Jornal de microbiologia aplicada. 2009 Oct 1;107(4):1193-201.

10. Xe Y, He Y, Irwin PL, ** T, Shi X. Atividade antibacteriana e mecanismo de ação de nanopartículas de óxido de zinco contra Campylobacter jejuni. Microbiologia aplicada e ambiental. 2011 Abr 1;77(7):2325-31.

11. Weir A, Westerhoff P, Fabricius L, Hristovski K, Von Goetz N. Titanium dioxide nanoparticles in food and personal care products. Environmental science & technology. 2012 Feb 21;46(4):2242-50.

12. Vargas-Reus MA, Memarzadeh K, Huang J, Ren GG, Allaker RP. Antimicrobial activity of nanoparticulate metal oxides against peri- implantitis pathogens. Revista internacional de agentes antimicrobianos. 2012 Aug 1;40(2):135-9.

13. Pan X, Redding JE, Wiley PA, Wen L, McConnell JS, Zhang B. Avaliação da mutagenicidade de nanopartículas de óxido metálico através do ensaio de mutação reversa bacteriana. Chemosphere. 2010 Mar 1;79(1):113-6.

14. Ren G, Hu D, Cheng EW, Vargas-Reus MA, Reip P, Allaker RP. Characterisation of copper oxide nanoparticles for antimicrobial applications (Caracterização de nanopartículas de óxido de cobre

para aplicações antimicrobianas). Revista internacional de agentes antimicrobianos. 2009 Jun 1;33(6):587-90.

15. Applerot G, Lellouche J, Lipovsky A, Nitzan Y, Lubart R, Gedanken A, Banin E. Understanding the antibacterial mechanism of CuO nanoparticles: revealing the route of induced oxidative stress. Small. 2012 Nov 5;8(21):3326-37.

16. Wahab R, Khan ST, Dwivedi S, Ahamed M, Musarrat J, Al-Khedhairy AA. Inibição efectiva da respiração e crescimento bacterianos por microesferas de CuO compostas por nanofolhas finas. Colloids and Surfaces B:

Biointerfaces. 2013 Nov 1;111:211-7.

Capítulo 11: APLICAÇÃO DOS NANOMATERIAIS NA PREVENÇÃO DAS DOENÇAS PERIODONTAIS

Um nanorrobô pode ser definido como um objeto fabricado artificialmente capaz de se difundir livremente no corpo humano e interagir com uma célula específica a nível molecular. Ao incorporar partículas coloidais de nanosilver ou nanogold entre as cerdas, foram desenvolvidas nano-escovas de dentes, como mostra **a Figura 1**, para uma melhor remoção mecânica da placa bacteriana, juntamente com os efeitos antibacterianos do ouro e da prata adicionados.

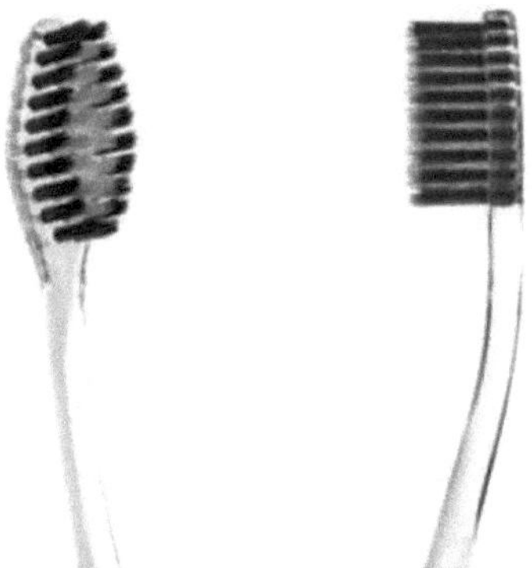

Figura 1: Nano-escova de dentes com partículas de ouro, prata e carvão incorporadas[1]

Colutórios (Higiene oral e halitose)

Os dentifrícios nanorobóticos (dentifrobots), que residem no subsolo e que são distribuídos por elixires ou pastas dentífricas, podem patrulhar todas as superfícies supragengivais e subgengivais pelo menos uma vez por dia e destruir as bactérias patogénicas que residem na placa bacteriana e noutros locais, permitindo simultaneamente que a microflora oral inofensiva flua num ecossistema saudável. Metaboliza a matéria orgânica retida em vapores inofensivos e inodoros e efectua um desbridamento contínuo do cálculo. Os dentifrobots invisivelmente pequenos (**figura 2**) desativar-se-iam em segurança se fossem engolidos. O dispositivo identificaria partículas de alimentos e placa bacteriana e retirá-las-ia dos dentes para serem enxaguadas. Estando suspensos num líquido e podendo nadar, os dispositivos seriam capazes de alcançar superfícies fora do alcance das cerdas da escova de dentes ou das fibras do fio dental[1] .

M. Danelon et al; 2015[2] num estudo descreveram que, para a nanomodificação de produtos de higiene oral, foi adicionado fluoreto de nanocálcio a elixires bucais para reduzir a permeabilidade da dentina e a atividade de cárie, e para aumentar a concentração de fluoreto lábil na cavidade oral.

Ebadifar et al; 2017[3] descreveram que as formulações de pastas dentífricas com nanopartículas de carbonato de cálcio e nano trimetafosfato de sódio a 3% pareciam proporcionar a remineralização de lesões cariosas iniciais em relação à pasta dentífrica convencional.

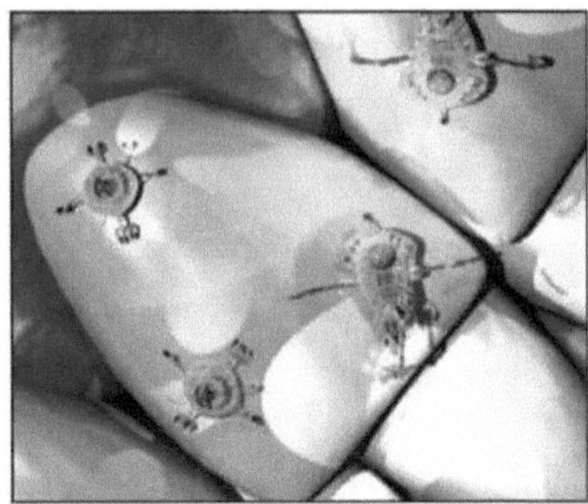

Figura 2: Dentifrobots a limpar os dentes[4]

Hipersensibilidade dentária

Os dentes naturais hipersensíveis têm uma densidade superficial de túbulos dentinários oito vezes superior e um diâmetro duas vezes maior do que os dentes não sensíveis. Os nanorrobôs dentários reconstrutivos, que utilizam materiais biológicos nativos, podem ocluir de forma selectiva e precisa túbulos específicos em poucos minutos, oferecendo aos pacientes uma cura rápida e permanente à medida que os nanorrobôs atravessam o percurso do esmalte-dentina até à polpa. Uma vez instalados na polpa, tendo estabelecido o controlo sobre o tráfego dos impulsos nervosos, os nanorrobôs dentários podem ser comandados pelo dentista para eliminar a sensibilidade no dente selecionado que requer tratamento. Os nanorrobôs bloqueiam de forma selectiva e precisa estes túbulos dentinários utilizando materiais nativos, oferecendo assim um alívio rápido e permanente ao paciente[5] .

I. Petrou et al; 2009[6] descreveram que as partículas de hidroxiapatite nanométricas mantêm o esmalte do dente e protegem contra a erosão causada por alimentos e bebidas ácidos, para além de dessensibilizarem.

B. Akkuş et al; 2015[7] descreveram que as nanopartículas de sílica modificadas dessensibilizam ao diminuir a hipersensibilidade dos túbulos dentinários, bloqueando-os.

Kulal et al; 2016[8] num estudo concluiu que as partículas de hidroxiapatite nanométricas podem integrar-se facilmente nos túbulos dentinários e proteger contra estímulos externos. Isto levou a uma redução da hipersensibilidade nos dentes.

REFERÊNCIAS:

1. Sun L, Chow LC. Preparação e propriedades do fluoreto de cálcio de tamanho nano para aplicações dentárias. Dental Materials. 2008 Jan 1;24(1):111-6.

2. Danelon M, Pessan JP, Neto FN, de Camargo ER, Delbem AC. Efeito do creme dental com trimetafosfato nanométrico na cárie dentária: estudo in situ. Journal of Dentistry. 2015 Jul 1;43(7):806-13.

3. Ebadifar A, Nomani M, Fatemi SA. Efeito da pasta de dentes de nano-hidroxiapatite na microdureza de lesões cariosas artificiais criadas em dentes extraídos. Jornal de pesquisa odontológica, clínicas odontológicas, perspectivas odontológicas. 2017;11(1):14.

4. Zhao S, Li Y, Liu Q, Li S, Cheng Y, Cheng C, Sun Z, Du Y, Butch CJ, Wei H. Uma nanoenzima de montmorilonite CeO2@ administrada por via oral tem como alvo a inflamação para a terapia da doença inflamatória intestinal. Materiais funcionais avançados. 2020 Nov; 30 (45): 2004692.

5. Nagpal A, Kaur J, Sharma S, Bansal A, Sachdev P. Nanotechnology-the Era Of Molecular Dentistry (Nanotecnologia - a era da odontologia molecular). Revista indiana de ciências dentárias. 2011 Dec 1;3(5).

6. Petrou I, Heu R, Stranick M, Lavender S, Zaidel L, Cummins D, Sullivan RJ, Hsueh C, Gimzewski JK. A breakthrough therapy for dentin hypersensitivity: how dental products containing 8% arginine and calcium carbonate work to deliver effective relief of sensitive teeth. Journal of Clinical Dentistry. 2009 Jan 1;20(1):23.

7. Akkiis B, Ozturk AN, Yazman §, Akdemir A. Efeitos das nanopartículas de Al2O3 e SiO2 na resistência à flexão da resina acrílica curada pelo calor. Int. J. Enhan. Res. Sci. Technol. Eng. 2015;4(6):158-63.

8. Kulal R, Jayanti I, Sambashivaiah S, Bilchodmath S. An in-vitro comparison of nano hydroxyapatite, novamin and proargin desensitizing toothpastes-A SEM study. Jornal de investigação clínica e de diagnóstico:

JCDR. 2016 Oct;10(10):ZC51.

Capítulo 12: APLICAÇÃO NA TERAPIA DE IMPLANTES

As nanotecnologias são cada vez mais utilizadas para modificar a superfície dos implantes dentários, uma vez que as propriedades das superfícies, como a química e a rugosidade, desempenham um papel determinante na obtenção e manutenção da sua estabilidade a longo prazo no tecido ósseo. O contacto direto osso-implante é desejado para uma ancoragem biomecânica dos implantes no osso, em vez de um encapsulamento de tecido fibroso.

São desenvolvidos três revestimentos de implantes nano-estruturados:

1. **Diamante nano-estruturado**: Têm uma resistência melhorada, uma dureza ultra elevada em relação ao diamante microcristalino convencional, baixa fricção e melhor aderência às ligas de titânio.

2. **Processamento nanoestruturado aplicado a revestimentos de hidroxiapatite**: Este processo é utilizado para obter as caraterísticas mecânicas desejadas e aumentar a reatividade da superfície, tendo aumentado a adesão, a proliferação e a mineralização dos osteoblastos.

3. **Revestimentos metalocerâmicos nanoestruturados**: Estes proporcionam uma variação contínua desde uma ligação metálica nanocristalina na interface até à ligação cerâmica dura na superfície. As cerâmicas nanoestruturadas, os polímeros, as fibras de carbono, os metais e os compósitos melhoram a adesão dos osteoblastos e a deposição de minerais de cálcio/fosfato.

A ideia de utilizar implantes Ti em medicina dentária começou no início dos anos 80 e baseou-se na definição de Brennemark de "osseointegração" como contacto direto de um osso vivo com implantes orais funcionalmente carregados. Os implantes dentários consistem normalmente em três peças fabricadas de forma independente - parafuso intraósseo, pilar trans-mucoso e coroa protética[1] .

São aplicadas várias formas de nanotecnologia às superfícies dos implantes[2] :

- Deposição por feixe iónico,
- Compactação de nanopartículas,
- Oxidação química controlada,
- Aplicação de peróxido, anodização,
- Litografia,
- Sinterização,
- Deposição de nanopartículas, e
- Montagem camada a camada.

Desta forma, obtêm-se muitas nanoestruturas, nanopartículas, nanorrevestimentos, nanocristais, nanopontos, nanoranhuras, nanopontos, nanofuros, nanofios, nanoagulhas, nanofolhas, nanobastões, nanotubos e nanofibras. Em geral, a humidade pode ser reduzida em superfícies microestruturadas criadas por jato de areia, decapagem ou anodização. A presença de estruturas de microescala e de opções de nanoescala sobrepostas, tal como se verifica em modificações de superfície recentemente desenvolvidas, pode modular adicionalmente a humidade e também a resposta biológica correspondente. A incorporação de nanopartículas de zircónio mostra uma tendência crescente na osseointegração, pelo que melhora a carga precoce do implante[3] .

L.L. Hench em 1988[4] descreveu um método que pode permitir uma alteração das propriedades biológicas da liga de Ti: o desenvolvimento de um nanocompósito Ti/vidro bioativo, que combinará as propriedades mecânicas favoráveis do titânio e a excelente biocompatibilidade e bioatividade do vidro.

W. Xue et al; 2005[5] centra-se na melhoria do desempenho mecânico e da biocompatibilidade dos sistemas à base de titânio através de variações na composição da liga, na microestrutura e no tratamento da superfície, descrevendo que os métodos de modificação da superfície, como o condicionamento químico e o revestimento por pulverização de plasma, são frequentemente utilizados para melhorar a capacidade de osseointegração dos implantes dentários de titânio.

Buhner et al, em 2006[6] , sugeriram que a nanofase ZnO e TiO(2) pode reduzir a adesão de S.epidermidis e aumentar as funções dos osteoblastos necessárias para promover a eficácia dos implantes ortopédicos.

Jurczyk et al. 2011[7] sintetizaram e caracterizaram o bioglass nanocompósito Ti/45S5 para utilização em implantes dentários.

Zhong et al; 2016[8] prepararam um revestimento compósito de lisozima em fase de transição (PTL) - ácido hialurónico -

quitosano/nano-Ag na superfície de Ti através do método de auto-montagem camada a camada. Nos primeiros quatro dias, a taxa de inibição contra S. aureus foi próxima de 100% e manteve-se na faixa de 65-90% após duas semanas. Por conseguinte, o Ti modificado com revestimentos pode manter uma atividade antibacteriana forte e estável durante muito tempo.

Salaie et al; 20209 num estudo com o objetivo de melhorar a biocompatibilidade de implantes dentários de titânio revestidos com Ag NP com 25 hidroxiapatites (HA) aplicadas à superfície. Os resultados mostraram que os discos de Ti6Al4V foram revestidos com sucesso com prata e HA.

Quadro 1: Aplicação de nanopartículas de ouro em implantes dentários

Author and year	Type of nanopartic le	Objective	Outcome
Bhattarai et al2012[10]	chitosan gold nano particles (Ch-GNPs) conjugated	To assess efficacy and safety of Ch-GNPs conjugate with PPARcon implant surface	Inhibit inflammation and promote osteoblast function

	antiinflammato ry molecules peroxisome proliferator activated receptor gamma (PPARc)	titanium to inhibit inflammation and assist osteoblast proliferation	in periodontitis/per iimplantitis
Heo et al,2013 [11]	GNPs embedded in Photo curable biodegradable gelatin hydrogel	To study the effect of GNPs embedded in Photo curable biodegradable gelatin hydrogelon bone tissue regeneration	New bone formation and bone tissue engineering
Csarnovics etal, *2016*[12]	Addition of GNPson titanium surface by gold ion implantation, thin Au layer deposition and thermal annealin g.	To assess the structural changes associated with the modification of the titanium surface by adding GNPs by various methods.	Formation of GNPs on Ti surface increase its biocompatibility
Elkhidir et al,2018[13]	GNPs with and without UV Photo funcationalizati on(PhF) application	This study assessed the influence of UV Photofunctionalizat ion (PhF) on the osteogenic capacity ofTiO2 surfaces coated with/without GNPs	GNPs enhances osteogenic differentiation of stem cells and photofunctionaliz ing GNPs highly increases this enhancing the speed and extent of osseointegration.

Lee et al,2018 14	N-acetyl cysteine (NAC) grafted GNPs(G-NAC) COMBINED WITH gel tyramine (Gel-Ty)hydrogel	To asses N-acetyl cysteine (NAC) grafted GNPs(GNAC) COMBINED WITH gel tyramine (Gel-Ty) hydrogel as a template for tissue engineering, thus promoting bone regeneration	Gel-Ty/G-NAC complex can be used as an injectable hydrogel as a biocompatible scaffold with osteogenic potential for bone regeneration.
Jadhav et al2018[15]	Salacia chinensis (SC) mediated gold nanoparticles (GNPs)	This study showed that SC mediated GNPs as a green source osteoinductive biomaterial in implant dentistry	Stable, biocompatible and eco-friendlyGNPs can be used as an effective bone inductive agent during dental implant therapy

REFERÊNCIAS:

1. Catledge SA, Fries MD, Vohra YK, Lacefield WR, Lemons JE, Woodard S, Venugopalanc R. Nanostructured ceramics for biomedical implants. Journal of Nanoscience and Nanotechnology. 2002 Jul 1;2(3- 4):293-312.

2. Shrivastava R, Raza S, Yadav A, Kushwaha P, Flora SJ. Effects of subacute exposure to TiO2, ZnO and Al2O3 nanoparticles on oxidative stress and histological changes in mouse liver and brain. Toxicologia química e de drogas. 2014 Jul 1;37(3):336-47.

3. Rahul Patel; nanotecnologia: uma breve revisão das nanopartículas utilizadas em medicina dentária; dezembro de 2020; 12(9)

4. Hench LL. Cerâmica bioactiva. Anais da Academia de Ciências de Nova Iorque. 1988 Jun;523(1):54-71.

5. Xue W, Liu X, Zheng X, Ding C. Avaliação in vivo do revestimento de titânio pulverizado por plasma após modificação alcalina. Biomaterials. 2005 Jun 1;26(16):3029-37.

6. Meyer U, Bühner M, Büchter A, Kruse-Losler B, Stamm T, Wiesmann HP. Mapa de elementos rápidos** do desgaste do titânio à volta de implantes com diferentes estruturas de superfície. Investigação clínica sobre implantes orais. 2006 Abr;17(2):206- 11.

7. Jurczyk K, Niespodziana K, Jurczyk MU, Jurczyk M. Síntese e caraterização de nanocompósitos de titânio-45S5 Bioglass. Materials & Design. 2011 May 1;32(5):2554-60.

8. Zhong X, Song Y, Yang P, Wang Y, Jiang S, Zhang X, Li C. Preparação da superfície de titânio com lisozima em fase de

transição para estabelecer uma multicamada antibacteriana de quitosano/ácido hialurónico carregada de nanopartículas de prata através da auto-montagem camada a camada. PLoS One. 2016 Jan 19;11(1):e0146957.

9. Salaie RN, Besinis A, Le H, Tredwin C, Handy RD. A biocompatibilidade de revestimentos de prata e nanohidroxiapatite em implantes dentários de titânio com células de osteoblastos primários humanos. Ciência e Engenharia de Materiais: C. 2020 Feb 1;107:110210.

10. Bhattarai G, Lee YH, Lee NH, Park IS, Lee MH, Yi HK. PPARγ entregue por Ch-GNPs em superfícies de titânio inibe a inflamação induzida pelo implante e induz a mineralização óssea de células MC-3T3E1 semelhantes a osteoblastos. Investigação Clínica sobre Implantes Orais. 2013 Out;24(10):1101-9.

11. Heo DN, Ko WK, Bae MS, Lee JB, Lee DW, Byun W, Lee CH, Kim EC, Jung BY, Kwon IK. Regeneração óssea melhorada com um complexo de nanopartículas de ouro-hidrogel. Journal of Materials Chemistry B. 2014;2(11):1584-93.

12. Csarnovics, I., Hajdu, P., Biri, S., Hegedüs, C., Kokényesi, S., Rácz, R., Csik, A., Preliminary studies of creation of gold nanoparticles on titanium surface towards biomedical applications. Vacuum. 2016; 126, 55-58.

13. Elkhidir Y, Lai R, Feng Z. O impacto das nanopartículas de ouro fotofuncionalizadas na osseointegração. Heliyon. 2018 Jul 1;4(7).

14. Lee D, Heo DN, Nah HR, Lee SJ, Ko WK, Lee JS, Moon HJ, Bang

JB, Hwang YS, Reis RL, Kwon IK. Compósito de hidrogel injetável contendo nanopartículas de ouro modificadas: implicações na regeneração do tecido ósseo. Revista internacional de nanomedicina. 2018 Nov 1:701931.

15. Jadhav K, Rajeshwari HR, Deshpande S, Jagwani S, Dhamecha D, Jalalpure S, Subburayan K, Baheti D. Fitossíntese de nanopartículas de ouro: caraterização, biocompatibilidade e avaliação do seu potencial osteoindutor para aplicação em implantologia dentária. Ciência e Engenharia de Materiais: C. 2018 Dec 1;93:664-70.

Capítulo 13 : TOXICIDADE DAS NANOPARTICULAS

As NPs podem entrar facilmente no corpo e acumular-se nos órgãos, provocando sintomas de envenenamento devido ao tamanho extremamente pequeno das partículas. O tamanho dos pontos quânticos de carbono é responsável pelas suas propriedades de fluorescência e a sua baixa toxicidade permite a sua utilização em muitas aplicações in vivo[1].

A passagem de nanomateriais (como transportadores de fármacos) através da barreira hemato-encefálica (BBB) envolve os mecanismos apresentados na **Figura 1**, que incluem os seguintes:

1)   As NPs ajudam a permitir que os fármacos penetrem na BHE, abrindo as junções estreitas (TJs) entre as células endoteliais;

2)   As NPs são trans-citosadas através da camada de células endoteliais;

3) As NPs são endocitadas pelas células endoteliais e libertam o fármaco no interior da célula;

4)   Os agentes de revestimento das NPs, como os polissorbatos, inibem os sistemas de efluxo transmembranar; e

5)   As NPs podem induzir efeitos tóxicos locais na vasculatura cerebral, levando a um aumento limitado da permeabilidade das células endoteliais neurais[2].

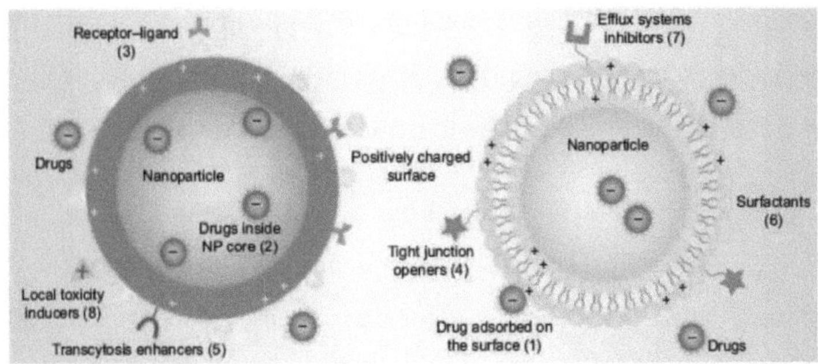

Figura 1: Representação esquemática de NPs multifuncionais como transportadores de fármacos através doBBB[2] .

Li et al; 2010[3] examinaram as potenciais influências sistemáticas das NPs de TiO2 em ratos após uma instilação intratraqueal de 4 semanas. Os seus resultados indicaram que as NPs de TiO2 podiam ser transferidas através da BHE e, posteriormente, induzir uma lesão no cérebro através da ativação de respostas de stress oxidativo.

Yamashita et al; 2011[4] mostraram que a nano-sílica e o nano-TiO2 causaram complicações na gravidez quando foram injectados por via intravenosa em ratinhos grávidas. Estas NPs acumularam-se na placenta, no cérebro fetal e no fígado fetal.

Shrivastava et al; 2014[5] num estudo in vivo investigaram os efeitos tóxicos de nano-TiO2, nano-ZnO e nano-Al2O3 em ratos através de exposição oral (500 mg/kg) durante 21 dias consecutivos. Estas NPs produziram um stress oxidativo significativo no cérebro, como é evidente pelo aumento dos níveis de ROS e pelas actividades alteradas das enzimas antioxidantes.

Jadhav et al; 2018[6] descreveram que o implante dentário revestido com nanopartículas de ouro apresentou uma propriedade osteoindutora notável e não foi tóxico para as linhas celulares MG-63.

Yang et al., 2022[7] demonstraram que a co-exposição a NPs de ouro (Au) e a lipopolissacarídeos resultaria numa regulação positiva da produção de ROS extracelulares por macrófagos hepáticos, induzindo assim a apoptose hepática e agravando a lesão hepática em ratinhos.

REFERÊNCIAS:

1. Azam N, Najabat Ali M, Javaid Khan T. Carbon quantum dots for biomedical applications: review and analysis. Fronteiras em materiais. 2021 Aug 24;8:700403.

2. Feng X, Chen A, Zhang Y, Wang J, Shao L, Wei L. Aplicação de nanomateriais dentários: potencial toxicidade para o sistema nervoso central. Revista internacional de nanomedicina. 2015 maio 14:3547-65.

3. Li Y, Li J, Yin J, Li W, Kang C, Huang Q, Li Q. Systematic influence induced by 3 nm titanium dioxide following intratracheal instillation of mice. Journal of nanoscience and nanotechnology. 2010 Dec 1;10(12):8544-9.

4. Yamashita K, Yoshioka Y, Higashisaka K, Mimura K, Morishita Y, Nozaki M, Yoshida T, Ogura T, Nabeshi H, Nagano K, Abe Y. Nanopartículas de sílica e dióxido de titânio causam complicações na gravidez de ratinhos. Nature nanotechnology. 2011 May;6(5):321-8.

5. Shrivastava R, Raza S, Yadav A, Kushwaha P, Flora SJS. Effects of subacute exposure to TiO2, ZnO and Al2O3 nanoparticles on oxidative stress and histological changes in mouse liver and brain. Drug Chem Toxicol. 2014;37(3):336-347.

6. Jadhav K, Rajeshwari HR, Deshpande S, Jagwani S, Dhamecha D, Jalalpure S, Subburayan K, Baheti D. Fitossíntese de nanopartículas de ouro: caraterização, biocompatibilidade e avaliação do seu potencial osteoindutor para aplicação em implantologia dentária. Ciência e Engenharia de Materiais: C. 2018 Dec 1;93:664-70.

7. Yang Y, Fan S, Chen Q, Lu Y, Zhu Y, Chen X, **a L, Huang Q, Zheng J, Liu X. A exposição aguda a nanopartículas de ouro agrava a lesão hepática induzida por lipopolissacarídeos, amplificando a apoptose através de ROS- mediated macrophage-hepatocyte crosstalk. Journal of nanobiotechnology. 2022 Jan 20;20(1):37.

Capítulo 14: AVANÇOS RECENTES

Em medicina dentária

1. Nano-cerâmica

As nanocerâmicas são outro produto da nanotecnologia. As cerâmicas nanofásicas podem ser classificadas em três categorias com base nas caraterísticas estruturais: Nanopartículas, Nano-scaffold e Nanoclays.

Nanopartículas cerâmicas: Estas nanopartículas são feitas de materiais inorgânicos (cerâmica). Contêm algumas partículas, incluindo sílica, titânia e alumina, que protegem as moléculas fechadas, tais como proteínas, enzimas e medicamentos, dos efeitos deformantes do pH e da temperatura externos.

Cerâmica de andaime: Um scaffold refere-se a uma estrutura que permite a interação entre as células e a matriz extracelular e fornece suporte mecânico para o crescimento das células e dos tecidos. Este andaime pode ser de dois tipos: de alta porosidade (tamanho de poro 50 nm) e de baixa porosidade (tamanho de poro 10 nm). Os nano-scaffolds cerâmicos têm elevada porosidade, elevada área e estabilidade estrutural, e um tempo de degradação mais longo.

Nanocélulas cerâmicas: A sua estrutura é semelhante à de camadas finas, e cada camada tem uma espessura de vários nanómetros e um comprimento de várias centenas a vários milhares de nanómetros. As nanopartículas apresentam um grande potencial de aplicação em estruturas poliméricas e cerâmicas devido à redução dos processos de sedimentação e de falha catalítica. As nanopartículas cerâmicas são maioritariamente compostas por óxidos, nitretos ou carbonetos e são utilizadas principalmente como revestimentos para resistir a efeitos químicos e de temperatura. Os compósitos nanocerâmicos também são fabricados com recurso à nanotecnologia e à tecnologia ormocer, que incluem metacrilato modificado, nanoenchimentos contendo dióxido de silício e uma matriz preenchida com partículas de metacrilato modificado com polissiloxano, que substitui a matriz de resina[1].

2. <u>Nanopartículas na imagiologia</u>

As nanopartículas provocam alterações dramáticas na imagiologia por TC e RMN. Na técnica de RM, as nanopartículas aumentam a resolução espacial, melhoram o contraste dos tecidos moles e criam opções avançadas e diferenciadas para as estruturas metabólicas. As nanopartículas podem causar alguns efeitos adversos, incluindo uma menor sensibilidade aos agentes de contraste. As nanopartículas utilizadas em TC podem melhorar a resolução, a profundidade de penetração infinita e melhorar o contraste dos tecidos moles após a introdução de agentes de contraste. No entanto, a utilização de nanopartículas pode causar um contraste inadequado dos tecidos moles sem a injeção de agentes de contraste e uma menor sensibilidade aos agentes de contraste[2].

3. **Nanoplaquetas**

As nanoplaquetas de grafeno com uma espessura média de 5 a 10 nanómetros são propostas em tamanhos variáveis até 50 microns. Estas nanopartículas são constituídas por pequenas pilhas de folhas de grafeno em forma de plaquetas, idênticas às que se encontram nas paredes dos nanotubos de carbono, mas numa forma plana. A capacidade de ligação de hidrogénio ou covalente pode ser adicionada através da funcionalização em locais nas extremidades das plaquetas.

As nanoplaquetas de grafeno permitem melhorar as propriedades de barreira e as propriedades mecânicas (rigidez, resistência e dureza da superfície) devido à sua dimensão e morfologia únicas. As nanoplaquetas são também excelentes condutores eléctricos e térmicos devido à sua composição grafítica pura. O grafeno foi preparado utilizando o método Hummers e Offeman e depois o grafeno foi reduzido utilizando hidrato de hidrazina para produzir grafeno reduzido

(rGO) de tamanho 10- 20 nm. Estas nanoplaquetas de rGO foram incorporadas no polímero de ácido metacrílico e etilenoglicol dimetacrilato (MAA-co- EGDMA) (GNPs) para induzir propriedades antimicrobianas[3] .

4. **Nanomateriais que eliminam as ROS para tratar a periodontite**

Os ERO referem-se ao termo geral para radicais livres de oxigénio e peróxidos, que incluem principalmente radicais hidroxilo (■ OH), aniões superóxido (■ O2$^-$), oxigénio singlete (^{1} O2) e peróxido de hidrogénio (H2O2). As ROS desempenham um papel importante no mecanismo patogénico da periodontite.

Dois tipos de nanomateriais sensíveis às ERO:

1.   O gel injetável redox que é formado pela desintegração de micelas de flores nano-montadas, e

2.   as nanopartículas antioxidantes com propriedades nanoenzimáticas[4] .

Com base nos seus diferentes mecanismos de funcionamento, as nanopartículas (NPs) que eliminam as ROS podem ser divididas em três categorias (Fig. 1)[5]:

- NPs semelhantes a enzimas (nanozimas),
- NPs armadilhas de radicais livres, e
- NPs de eliminação de ROS redox

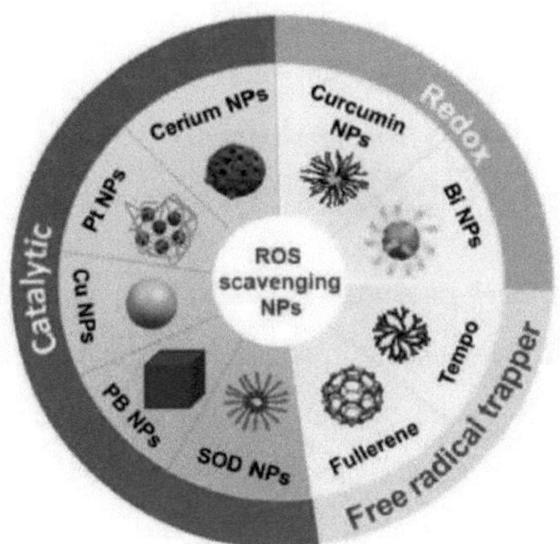

Fig 1 : Classificação das nanopartículas reactivas de oxigénio que eliminam espécies[5]

Saita et al., 2016[6] conceberam um novo gel injetável redox (RIG) que pode efetivamente eliminar as ROS e inibir a reabsorção óssea alveolar e os resultados mostraram que o RIG podia ser eficazmente retido na boca e recuperar o fluxo sanguíneo gengival após administração em bolsas periodontais de ratos com periodontite. O RIG pode aliviar significativamente os danos da peroxidação lipídica causados pelos ROS e inibir a reabsorção óssea alveolar, suprimindo a diferenciação das células precursoras dos osteoclastos em osteoclastos.

Bao et al., 2018[7] utilizou nanopartículas de polidopamina (PDA NPs) como um eliminador multi-ROS inteligente para desenvolver uma plataforma de defesa antioxidante biodegradável e eficiente, que exibiu resultados ideais. Bao et al. sintetizaram NPs de PDA através de um método clássico de Stäber e a sua investigação provou que as NPs de PDA têm uma elevada segurança biológica e uma admirável capacidade de remoção de várias ROS. As NPs de PDA podem diminuir eficazmente a atividade de algumas citocinas pró-inflamatórias, incluindo o fator de necrose tumoral a (TNF

a) e interleucinas (IL-1b), suprimindo a inflamação local após a administração de NPs PDA em ratos com periodontite.

Zhao et al. 2020[8] relataram que as NPs de céria cultivadas in situ em montmorilonite (MMT) podem efetivamente visar e eliminar o excesso de ROS de locais inflamatórios, reduzindo assim a inflamação nas lesões do cólon. O dióxido de cério @ Montmorillonite (CeO2@MMT) pode reparar a barreira epitelial intestinal danificada e ajustar o ambiente parcialmente imunológico dos locais de lesão. Assim, os níveis de macrófagos pró-inflamatórios (M1) e de citocinas (por exemplo, IL-1β, IL-6) são simultaneamente reduzidos e os níveis de macrófagos anti-inflamatórios (M2) e de citocinas (por exemplo, IL-10) são significativamente aumentados.

Xie et al. 2021[9] exploraram os mecanismos antioxidantes e anti-inflamatórios inerentes à nanoenzima azul da Prússia (PB) na pancreatite aguda (PA). A nanoenzima (PB) podia eliminar as ROS e inibir a via de sinalização do recetor do tipo toll/fator nuclear-κB, que apresentava excelentes capacidades antioxidantes e anti-inflamatórias na diminuição da inflamação e do stress oxidativo para melhorar a PA.

Fernandes et al. 2021[10] desenvolveram um material estável ideal (lipossomas carregados de curcumina) para atravessar a barreira hemato-encefálica. Os lipossomas carregados de curcumina tinham um desempenho antioxidante e anti-inflamatório, que podia reduzir eficazmente o stress oxidativo induzido pelas células neuronais, sugerindo o potencial de neuroprotecção.

Keum et al. 2021[11] exploraram o efeito terapêutico do antioxidante endógeno e anti-inflamatório Bilirrubina (Bi) na fibrose pulmonar (FP). A última erupção de COVID-19 resultou em PF devido à síndrome de dificuldade respiratória aguda (SDRA), e um dos papéis-chave na SDRA foi o dano oxidativo causado pela infiltração local de células imunitárias. Os resultados mostraram que Bi podia acumular-se preferencialmente no local inflamado, reduzir o stress oxidativo e aliviar eficazmente os sintomas no modelo de ratinho PF

REFERÊNCIAS:

1. Singh S, Sahu J, Srivastava S, Singh M. Ceramic nanoparticles: Recompensa, absorção celular e preocupações com a toxicidade. Artif Cells Nanomed Biotechnol. 2014;44(1):401-409

2. Kasimoglu Y, Tabakçilar D, Güçlü ZA, Yamamoto-Nemoto S, Tuna EB, Ozen B, înce G. Nanomaterials and nanorobotics in dentistry: A review.

3. Singh AA, Makade CS, Krupadam RJ. Polímero incorporado em nanoplaquetas de grafeno: Um material endodôntico eficiente para a terapia do canal radicular. Ciência e Engenharia de Materiais: C. 2021 Feb 1;121:111864.

4. Sui L, Wang J, **ao Z, Yang Y, Yang Z, Ai K. Nanomateriais que eliminam ROS para tratar a periodontite. Fronteiras em química. 2020 Nov 4;8:595530.

5. Huang X, He D, Pan Z, Luo G, Deng J. Nanomateriais que eliminam as espécies de oxigénio reativo para resolver a inflamação. Materiais Hoje Bio. 2021 Jun 1;11:100124.

6. Saita M, Kaneko J, Sato T, Takahashi SS, Wada-Takahashi S, Kawamata R, Sakurai T, Hamada N, Kimoto K, Nagasaki Y. Novel antioxidative nanotherapeutics in a rat periodontitis model: reactive oxygen species scavenging by redox injectable gel suppresses alveolar bone resorption. Biomaterials. 2016 Jan 1;76:292-301.

7. Bao X, Zhao J, Sun J, Hu M, Yang X. Nanopartículas de polidopamina como eficientes captadores de espécies reactivas de oxigénio na doença periodontal. ACS nano. 2018 Jul 20;12(9):8882-92.

8. Zhao S, Li Y, Liu Q, Li S, Cheng Y, Cheng C, Sun Z, Du Y, Butch CJ, Wei H. Uma nanoenzima de montmorilonite CeO2@ administrada por via oral tem como alvo a inflamação para a terapia da doença inflamatória intestinal. Materiais funcionais avançados. 2020 Nov; 30 (45): 2004692.

9. Xie X, Zhao J, Gao W, Chen J, Hu B, Cai X, Zheng Y. O nanoscavenger mediado por nanozima azul da Prússia melhora a pancreatite aguda através da inibição da via de sinalização TLRs / NF-кБ. Theranostics. 2021 Jan 1; 11 (7): 3213-3228.

10. Fernandes M, Lopes I, Magalhães L, Sárria MP, Machado R, Sousa JC, Botelho C, Teixeira J, Gomes AC. Novo conceito de lipossomas tipo exossoma para o tratamento da doença de Alzheimer. Jornal de Libertação Controlada. 2021 Aug

10;336:130-43.

11.Keum H, Kim D, Kim J, Kim TW, Whang CH, Jung W, Jon S. Uma nanomedicina derivada de bilirrubinder atenua a cascata patológica da fibrose pulmonar. Biomateriais. 2021 Aug 1;275:120986.

Capítulo 15: DESAFIOS DA NANODENTISTA

Os desafios incluem[1] :

a) Desafios de engenharia

- Posicionamento e montagem precisos de peças à escala molecular

- Viabilidade da técnica de produção em massa

- Manipulação e coordenação simultânea das actividades de um grande número de robôs independentes em microescala

b) Desafios biológicos

- Assegurar a compatibilidade com todos os elementos intrincados do corpo humano

- Desenvolvimento de nanomateriais amigos do ambiente

c) Desafios sociais

- Ética

- Regulamentação e segurança humana

- Aceitação do público

FUTURO DA NANOPERIODONTIA

Num futuro próximo, será desenvolvido um método para sintetizar nanopartículas altamente calibradas a granel. A maior parte dos estudos baseados em nanopartículas em Periodontia são in-vitro, devendo ser demonstrado o resultado produtivo dos estudos in-vivo. Deverão ser desenvolvidos materiais com um efeito antibacteriano reforçado, propriedades de auto-reparação e transportadores de fármacos compatíveis. Os péptidos antimicrobianos de auto-montagem estão a ser estudados e podem ser utilizados para o tratamento de doenças periodontais. Estão atualmente a ser desenvolvidas nanopinças para o futuro, que podem ser utilizadas na cirurgia celular. Muitas doenças não tratáveis podem ser tratadas com recurso à nanotecnologia. O diagnóstico e tratamento da pandemia de COVID-19 com base em nanotecnologias é o atual foco de investigação e será possível num futuro próximo[2] .

REFERÊNCIAS:

1. Singh D, Dubey P, Pradhan M, Singh MR. Ceramic nanocarriers: versatile nanosystem for protein and peptide delivery. Parecer de peritos sobre a administração de medicamentos. 2013 Feb 1;10(2):241-59.

2. Vijayalakshmi R, Ramakrishnan T, Srinivasan S, Kumari BN. Nanotecnologia em Periodontia: An Overview. Atualização Médico-Legal. 2020 Oct 1;20(4).

CONCLUSÃO

As nanotecnologias suscitaram entusiasmo em todo o mundo e são consideradas a tecnologia-chave do século XXI. Este entusiasmo deve-se em parte ao desenvolvimento de novos instrumentos para observar e manipular a matéria a nível nanométrico. A nanotecnologia representa o futuro do desenvolvimento avançado e, embora esteja a amadurecer rapidamente, ainda se encontra numa fase de formação. Prevê-se que venha a ter impacto em quase todos os aspectos da vida e que constitua um catalisador para uma vasta gama de aplicações em quase todos os sectores da tecnologia e da indústria.

A nanotecnologia é um domínio promissor que desempenha um papel cada vez mais importante no diagnóstico, prognóstico, previsão e gestão de vários tratamentos. Embora o objetivo da regeneração completa e adequada dos tecidos periodontais, incluindo o cemento, o ligamento periodontal e o osso para vários tratamentos periodontais, possa não ser exequível durante muitos anos, os recentes desenvolvimentos e realizações no domínio dos nanomateriais e da nanotecnologia oferecem perspectivas promissoras para aplicações comerciais no diagnóstico e tratamento das doenças periodontais.

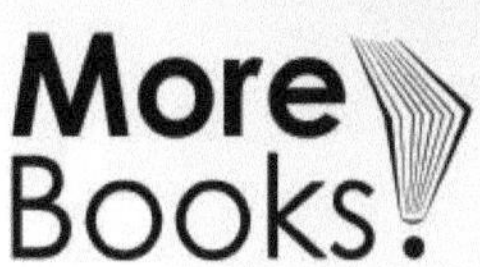

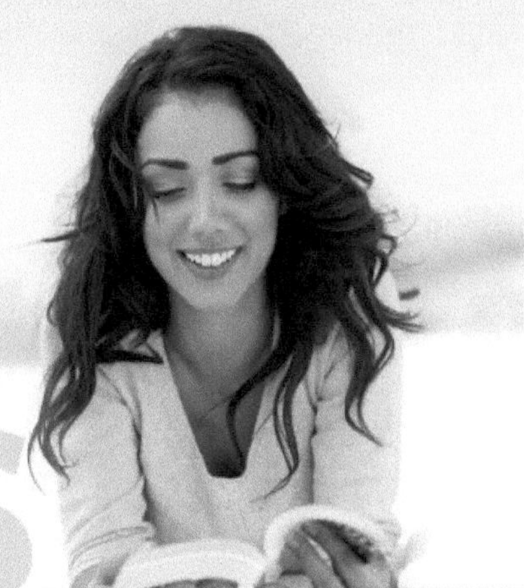

Buy your books fast and straightforward online - at one of world's fastest growing online book stores! Environmentally sound due to Print-on-Demand technologies.

Buy your books online at
www.morebooks.shop

Compre os seus livros mais rápido e diretamente na internet, em uma das livrarias on-line com o maior crescimento no mundo! Produção que protege o meio ambiente através das tecnologias de impressão sob demanda.

Compre os seus livros on-line em
www.morebooks.shop

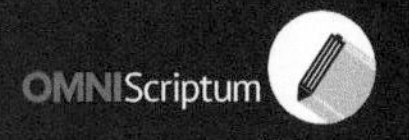

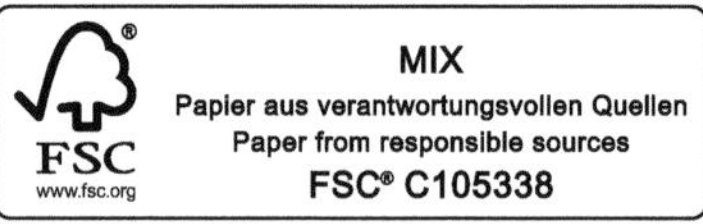

Printed by Books on Demand GmbH, Norderstedt / Germany